Ashutosh Singh
Sandeep Kumar
Rajnish Aggarwal

CONSEQUÊNCIAS DO EDENTULISMO

Ashutosh Singh
Sandeep Kumar
Rajnish Aggarwal

CONSEQUÊNCIAS DO EDENTULISMO

Edentulismo: O impacto invisível no corpo, na mente e na alma

ScienciaScripts

Imprint
Any brand names and product names mentioned in this book are subject to trademark, brand or patent protection and are trademarks or registered trademarks of their respective holders. The use of brand names, product names, common names, trade names, product descriptions etc. even without a particular marking in this work is in no way to be construed to mean that such names may be regarded as unrestricted in respect of trademark and brand protection legislation and could thus be used by anyone.

Cover image: www.ingimage.com

This book is a translation from the original published under ISBN 978-620-8-11694-1.

Publisher:
Sciencia Scripts
is a trademark of
Dodo Books Indian Ocean Ltd. and OmniScriptum S.R.L publishing group

120 High Road, East Finchley, London, N2 9ED, United Kingdom
Str. Armeneasca 28/1, office 1, Chisinau MD-2012, Republic of Moldova, Europe
Printed at: see last page
ISBN: 978-620-8-23101-9

ÍNDICE

INTRODUÇÃO

Embora o rosto represente apenas uma pequena proporção da superfície do corpo, ele incorpora as nossas identidades sociais e é um dos principais veículos de comunicação interpessoal. As aparências faciais que se afastam dos conceitos culturalmente aceitáveis de atratividade demonstraram ser desvantajosas para o indivíduo; isto é especialmente o caso quando esses desvios são significativos. Reflectem caraterísticas hereditárias às quais se podem sobrepor os efeitos de doenças ou traumatismos, sendo os mais comuns provavelmente o edentulismo não tratado ou mal tratado.

"Edentulismo, ou perda de dentes, é quando alguém não tem alguns ou todos os seus dentes". A falta de dentes pode ser prejudicial para a saúde, uma vez que dificulta a mastigação e a digestão correta dos alimentos.

Tipos de edentulismo

Existem dois tipos de edentulismo que podem afetar uma pessoa - parcial e completo.

1. **Edentulismo parcial:** Com a desdentação parcial, os indivíduos terão alguns dos seus dentes naturais em falta. A perda parcial de dentes ocorre mais no maxilar superior do que no maxilar inferior.
2. **Edentulismo completo:** As pessoas com edentulismo completo têm todos os dentes em falta.

As alterações negativas na aparência facial são frequentemente percepcionadas pelas pessoas afectadas, bem como por aqueles que as rodeiam, como alterações negativas para os próprios indivíduos. Por conseguinte, quando tratamos pacientes edêntulos, estamos a gerir não só a sua biomecânica oral mas, mais importante ainda, a sua individualidade. O sucesso exige não só conhecimentos técnicos, mas também empatia com os medos e aspirações do paciente .[1]

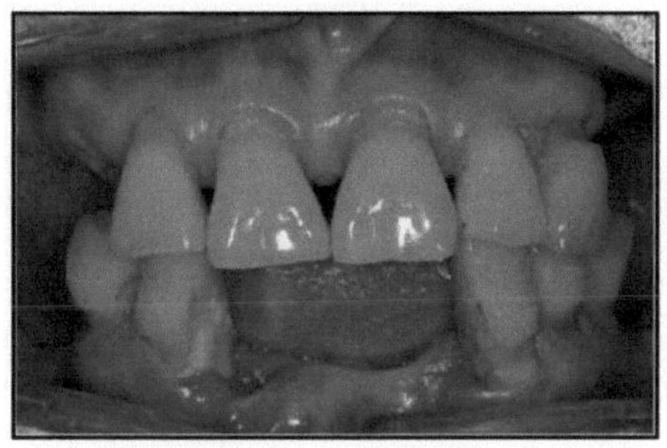

Fig: Edentulismo parcial

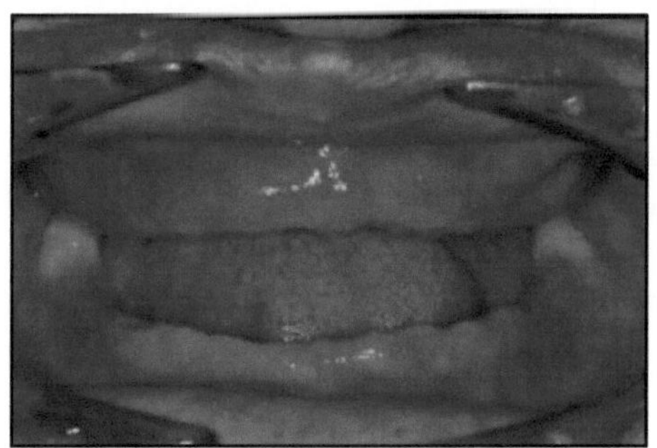

Fig: Edentulismo completo

CLASSIFICAÇÕES

1. Atwood classificou a progressão da reabsorção do rebordo residual (RRR):

Reabsorção do rebordo residual Definição: A diminuição da quantidade e qualidade do rebordo residual após a remoção dos dentes (GPT8).

O processo alveolar dos maxilares depende da presença de dentes e, por isso, as alterações de forma devidas à idade são mais acentuadas em indivíduos completamente desdentados. Esta alteração na forma e tamanho da crista ocorre a ritmos variáveis em diferentes indivíduos e em diferentes alturas no mesmo indivíduo. Devido a esta mudança constante, o tratamento do paciente completamente desdentado requer uma "fase de manutenção" ao longo da vida do indivíduo .[2]

Classificação de Atwood:

- Ordem 1: Pré-extração
- Ordem 2: Pós-extração
- Ordem 3: Elevado, bem equilibrado
- Ordem 4: Com gume de faca
- Ordem 5: Baixo, bem arredondado
- Ordem 6: Deprimido

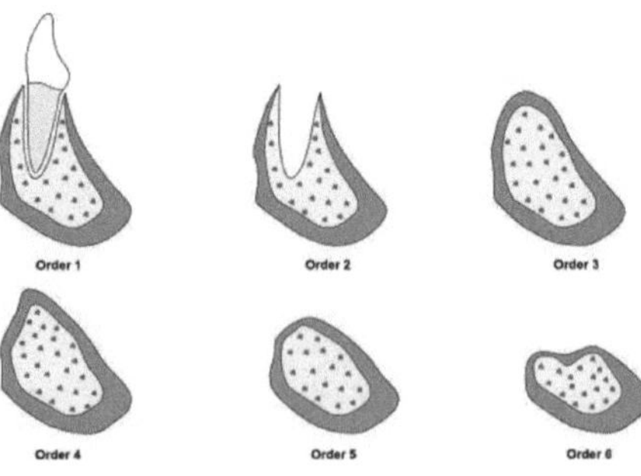

2. Sistema de classificação do edentulismo completo:

O American College of Prosthodontists desenvolveu um sistema de classificação para o edentulismo completo com base nos resultados do diagnóstico. Estas diretrizes podem ajudar os profissionais a determinar os tratamentos adequados para os seus pacientes.

- São definidas quatro categorias, que vão da classe I à classe IV, sendo que a classe I representa uma situação clínica sem complicações e um doente da classe IV representa a situação mais complexa e de maior risco.
- Cada classe é diferenciada por critérios de diagnóstico específicos.
- Este sistema foi concebido para ser utilizado por profissionais de medicina dentária que estão envolvidos no diagnóstico de pacientes que necessitam de tratamento para edentulismo completo.
- Os potenciais benefícios do sistema incluem:
    a. melhores cuidados aos doentes
    b. melhoria da comunicação profissional
    c. reembolso de seguros mais adequado
    d. uma melhor ferramenta de rastreio para ajudar as clínicas de admissão às escolas de medicina dentária, e
    e. critérios normalizados para a avaliação dos resultados.

	Class I	Class II	Class III	Class IV
Bone Height-Mandibular				
21 mm or greater				
16-20 mm				
11-15 mm				
10 mm or less				
Residual Ridge Morphology-Maxilla				
Type A - resists vertical & horizonal, hamular notch, no tori				
Type B - no buccal vest., poor hamular notch, no tori				
Type C - no ant vest, min support, mobile ant. ridge				
Type D - no ant/post vest, tori, redundant tissue				
Muscle Attachments-Mandibular				
Type A - adequate attached mucosa				
Type B - no b attach mucosa (22-27), +mentalis m				
Type C - no ant b&l vest (22-27), +genio & mentalis m				
Type D - att mucosa only in post				
Type E - no att mucosa,cheek/lip moves tongue				
Maxillomandibular Relationships				
Class I				
Class II				
Class III				
Conditions requiring Preprosthetic Surgery				
Minor soft tissue procedures				
Minor hard tissue procedures				
Implants - simple				
Implants with bone graft - complex				
Correction of dentofacial deformities				
Hard tissue augmentation				
Major soft tissue revisions				
Limited Interarch Space				
18-20 mm				
Surgical correction needed				
Tongue Anatomy				
Large (occludes interdental space)				
Hyperactive - with retracted position				
Modifiers				
Oral manifestations of systemic disease				
mild				
moderate				
severe				
Psychosocial				
moderate				
major				
TMD symptoms				
Hx of paresthesia or dysesthesia				
Maxillofacial defects				
Ataxia				
Refractory Patient				

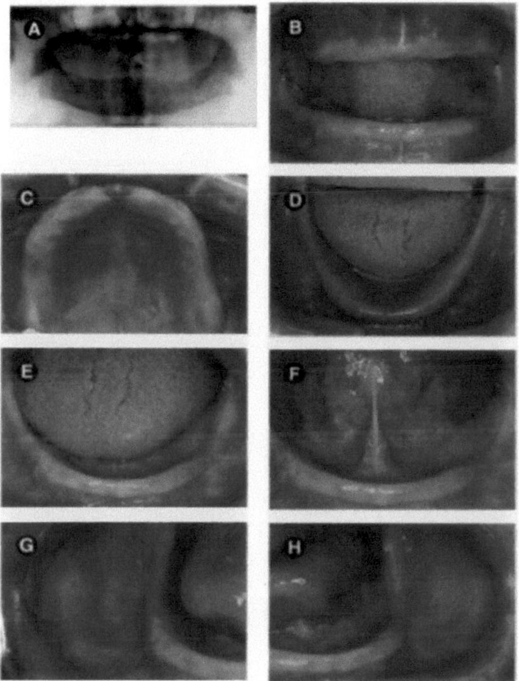

Paciente de classe I. (A) Radiografia panorâmica. (B) Vista facial na dimensão vertical oclusal aproximada. (C) Vista oclusal: arcada maxilar. (D) Vista oclusal: arcada mandibular (E) Vista facial: língua em posição de repouso. (F) Vista facial: língua elevada. (G) Vista lateral da mandíbula: paciente à direita. (H) Vista lateral da mandíbula: paciente à esquerda.

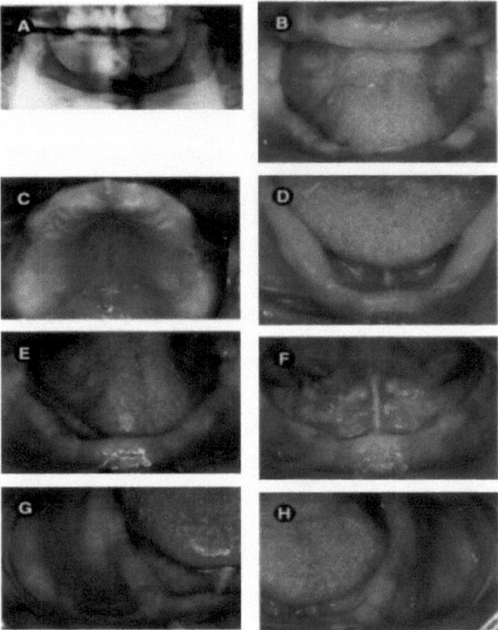

Paciente de classe II: (A) Radiografia panorâmica. (B) Vista facial na dimensão vertical oclusal aproximada. (C) Vista oclusal: arcada maxilar. (D) Vista oclusal: arcada mandibular. (E) Vista facial: língua em posição de repouso. (F) Vista facial: língua elevada. (G) Vista lateral da mandíbula: paciente à direita. (H) Vista lateral da mandíbula: paciente à esquerda.

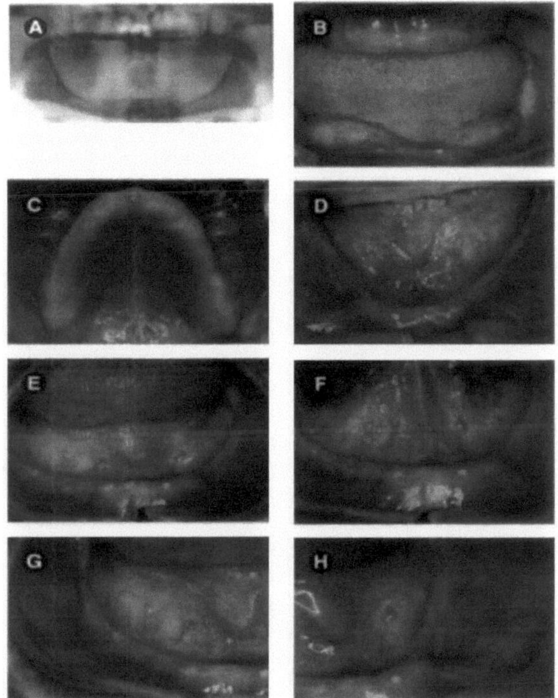

Paciente de classe III. (A) Radiografia panorâmica. (B) Vista facial na dimensão vertical oclusal aproximada. C) Vista oclusal: arcada maxilar. (D) Vista oclusal: arcada mandibular. (E) Vista facial: língua em posição de repouso. (F) Vista facial: língua elevada. (G) Vista lateral da mandíbula: paciente à direita. (H) Vista lateral da mandíbula: paciente à esquerda.

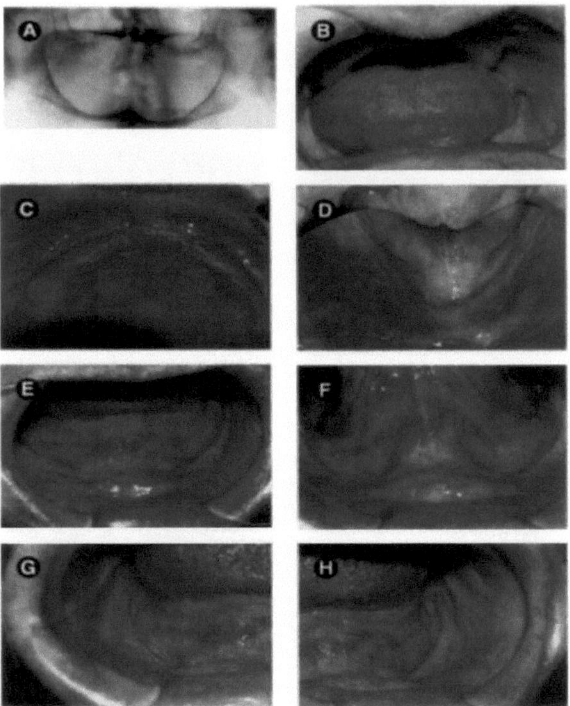

Paciente de classe IV: (A) Radiografia panorâmica. (B) Vista facial na dimensão vertical oclusal aproximada. (C) Vista oclusal: arcada maxilar. (D) Vista oclusal: arcada mandibular. (E) Vista facial: língua em posição de repouso. (F) Vista facial: língua elevada. (G) Vista lateral da mandíbula: paciente à direita. (H) Vista lateral da mandíbula: paciente à esquerda .[3]

3. Sistema de classificação do edentulismo parcial :

- O American College of Prosthodontists (ACP) desenvolveu um sistema de classificação para o edentulismo parcial baseado em achados de diagnóstico .
- Este sistema de classificação é semelhante ao sistema de classificação para o edentulismo completo anteriormente desenvolvido pela ACP. Estas diretrizes destinam-se a ajudar os profissionais a determinar os tratamentos adequados para os seus pacientes.
- São definidas quatro categorias de edentulismo parcial, Classe I a Classe IV, sendo que a Classe I representa uma situação clínica sem complicações e a Classe IV representa uma situação clínica complexa.
- Cada classe é diferenciada por critérios de diagnóstico específicos. Este sistema foi concebido para ser utilizado por profissionais de medicina dentária envolvidos no diagnóstico e tratamento de pacientes parcialmente desdentados.
- Os potenciais benefícios do sistema incluem
    a. maior coerência intra-operador
    b. melhoria da comunicação profissional
    c. reembolso do seguro proporcional à complexidade dos cuidados
    d. ferramenta de rastreio melhorada para clínicas de admissão em escolas de medicina dentária
    e. critérios normalizados para a avaliação dos resultados e a investigação
    f. consistência de diagnóstico melhorada
    g. simplificado ajuda na decisão de encaminhar um doente.

Sistema de Classificação do Edentulismo Parcial baseado em achados de diagnóstico:

	Class I	*Class II*	*Class III*	*Class IV*
Location & Extent of Edentulous Areas				
Ideal or minimally compromised—single arch				
Moderately compromised—both arches				
Substantially compromised—>3 teeth				
Severely compromised—guarded prognosis				
Congenital or acquired maxillofacial defect				
Abutment Condition				
Ideal or minimally compromised				
Moderately compromised—1-2 sextants				
Substantially compromised—3 sextants				
Severely compromised—4 or more sextants				
Occlusion				
Ideal or minimally compromised				
Moderately compromised—local adjunctive tx				
Substantially compromised—occlusal scheme				
Severely compromised—change in OVD				
Residual Ridge				
Class I Edentulous				
Class II Edentulous				
Class III Edentulous				
Class IV Edentulous				
Conditions Creating a Guarded Prognosis				
Severe oral manifestations of systemic disease				
Maxillomandibular dyskinesia and/or ataxia				
Refractory patient				

Orientações para a utilização da ficha de trabalho:

1. Qualquer critério único de uma classe mais complexa coloca o doente na classe mais complexa.

2. A consideração de futuros procedimentos de tratamento não deve influenciar o nível de diagnóstico.

3. O tratamento pré-protético inicial e/ou a terapia adjuvante podem alterar o nível de classificação inicial.

4. Se existir uma preocupação/desafio estético, a classificação é aumentada num nível de complexidade nos doentes das Classes I e II.

5. Na presença de sintomas de DTM, a classificação é aumentada em um ou mais níveis de complexidade nos pacientes das classes I e II.

6. Na situação em que o paciente apresenta uma mandíbula edêntula que se opõe a uma maxila parcialmente endêntula ou dentada, a classificação IV.

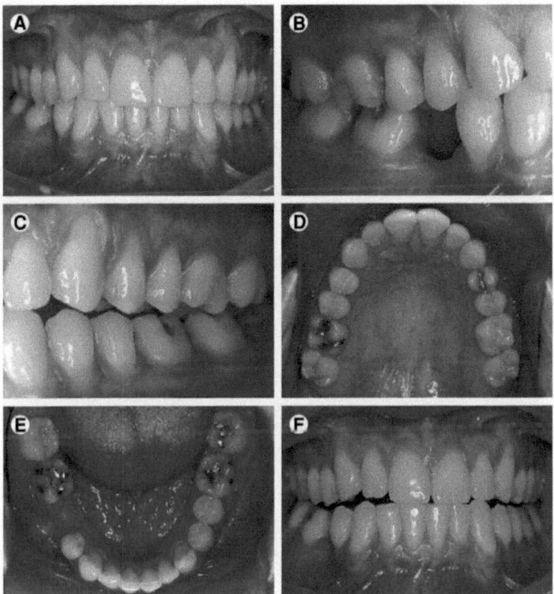

Paciente de Classe I. Este doente 1 é classificado na Classe I devido a uma área edêntula ideal ou minimamente comprometida, condição do pilar e oclusão. Existe uma única área edêntula em 1 sextante. O rebordo residual é considerado do tipo A. (A) Vista frontal, intercuspidação máxima. (B) Vista lateral direita, máxima intercuspidação. (C) Vista lateral esquerda, máxima intercuspidação. (D) Vista oclusal, arcada maxilar. (E) Vista oclusal, arcada mandibular. (F) Vista frontal, relação protrusiva.

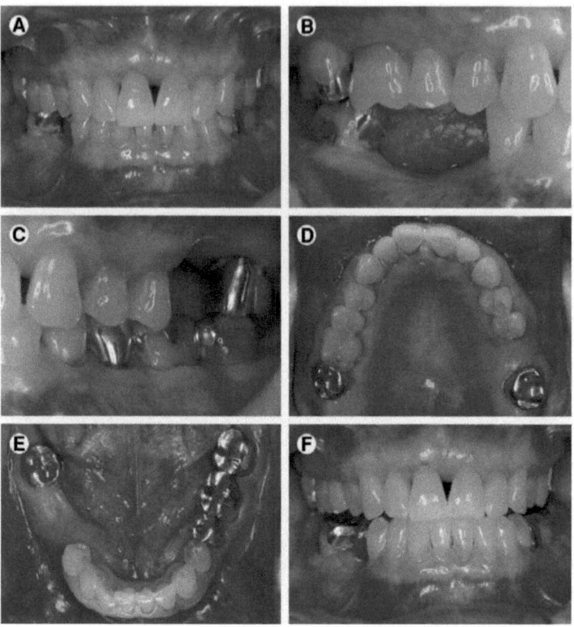

Paciente de Classe II. Este paciente é Classe II porque tem áreas edêntulas em 2 sextantes em diferentes arcadas. (A) Vista frontal, máxima intercuspidação. (B) Vista lateral direita, máxima intercuspidação. (C) Vista lateral esquerda, máxima intercuspidação. (D) Vista oclusal, arcada maxilar. (E) Vista oclusal, arcada mandibular. (F) Vista frontal, relação protrusiva.

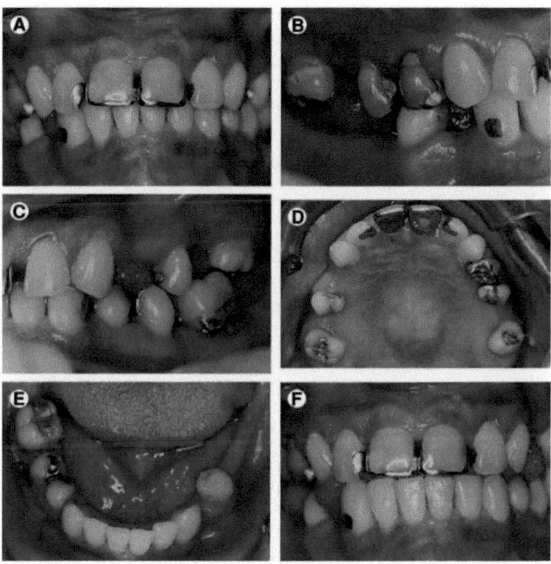

Paciente de Classe III. Este doente é de Classe III porque a(s) área(s) edêntula(s) está(ão) localizada(s) em ambas as arcadas e em várias localizações dentro de cada arcada. A condição do pilar está substancialmente comprometida devido à necessidade de restaurações extracoronárias. Existem dentes que estão extruídos e mal posicionados. A oclusão está substancialmente comprometida porque é necessário restabelecer o esquema oclusal sem uma alteração na dimensão vertical oclusal. (A) Vista frontal, intercuspidação máxima. (B) Vista lateral direita, intercuspidação máxima. (C) Vista lateral esquerda, máxima intercuspidação. (D) Vista oclusal, arcada maxilar. (E) Vista oclusal, arcada mandibular. (F) Vista frontal, relação protrusiva.

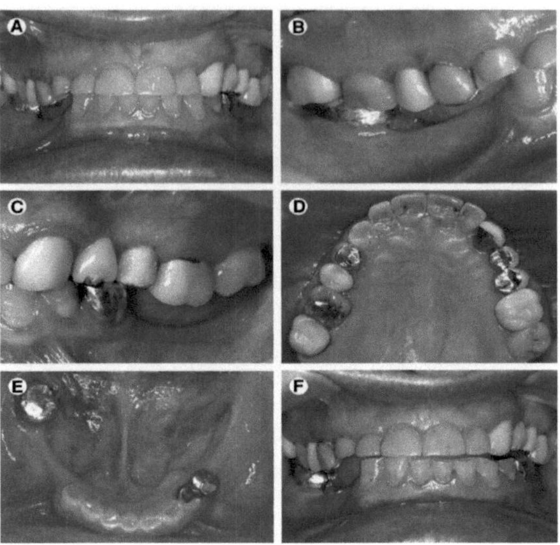

Paciente de classe IV. Encontram-se áreas edêntulas em ambas as arcadas e o suporte fisiológico do pilar está comprometido. A condição do pilar está gravemente comprometida devido ao desgaste avançado e às restaurações falhadas, necessitando de restaurações extracoronárias e de terapia adjuvante. A oclusão está gravemente comprometida, necessitando de restabelecer a dimensão vertical oclusal e de um esquema oclusal correto. (A) Vista frontal, intercuspidação máxima. (B) Vista lateral direita, máxima intercuspidação. (C) Vista lateral esquerda, máxima intercuspidação. (D) Vista oclusal, arcada maxilar. (E) Vista oclusal, arcada mandibular. (F) Vista frontal, relação protrusiva .[4]

PREVALÊNCIA DO EDENTULISMO

O edentulismo é uma condição irreversível e debilitante e é designado como o marcador final do peso da doença para a saúde oral[5] . Embora a prevalência do edentulismo completo tenha diminuído na última década, a perda de dentes continua a ser uma doença significativa em todo o mundo[6] , principalmente entre a população idosa[7] . No entanto, a prevalência do edentulismo completo varia de país para país e de região para região[8] , e a comparação entre amostras nacionais é um desafio devido ao impacto de vários factores como o estilo de vida, as circunstâncias económicas, a educação, os conhecimentos e crenças sobre saúde oral e as atitudes em relação aos cuidados dentários .[9,10]

Nos Estados Unidos, de acordo com Slade et al.[11] , foram inquiridos 432 519 adultos; entre os adultos com mais de 15 anos, a prevalência de edentulismo foi de 4,9%. No Canadá, a taxa global de edentulismo em 2010 foi de 6,4% -21,7% entre os adultos com idades compreendidas entre os 60 e os 79 anos[12] . A taxa de edentulismo tende a ser diferente de uma região para outra dentro de um país. Foi encontrada uma grande variação entre as províncias do Canadá, de 14% (Quebec) a 5% (Regiões Noroeste), devido a factores relacionados, como o acesso a água fluoretada e o tabagismo[9] . No Brasil, os estados mais industrializados e os lugares mais ricos tendem a ter taxas mais baixas do que outras partes do país .[13]

Peltzer et al.[14] fizeram um levantamento do edentulismo completo entre adultos mais velhos (50 anos) e acima na China, no Gana, na Índia, no México, na Rússia e na África do Sul. Verificaram que a prevalência global de edentulismo era de 16,3% na Índia e de 9% na China. O México registou a taxa de prevalência mais elevada, com 21,7%, a Rússia surge em segundo lugar em termos de prevalência, com taxas de 18%, e a prevalência na África do Sul foi de 8,5%. A taxa de prevalência mais baixa foi a do Gana, com uma taxa de 3%.

Na Europa, muitos estudos demonstraram a prevalência do edentulismo completo[15] , na Suécia, realizaram cinco -entrevistas transversais -de 1975 a 1997 e entrevistaram 11.582 indivíduos.

Os autores relataram que, no grupo etário dos 25-74 anos, a prevalência diminuiu de 19% em 1975 para 3% em 1997, e a proporção de pessoas dentadas aumentou de 75% em 1975 para 97% em 1997 no grupo etário dos 45-64 anos, com variações semelhantes nos outros grupos etários.

Zitzmann et al.[16] na Suíça, na sua entrevista e questionários do Inquérito de Saúde Suíço, o tamanho da amostra foi de 14.326 em -amostras estratificadas de base populacional -entre a população com idades compreendidas entre os 15 e os 74 anos. Concluíram que a taxa total de edentulismo completo era de 5,7%, sabendo que a taxa significativa de edentulismo num grupo de idade entre os 65 e os 74 anos.

Num estudo mais recente, realizado em 2018, Pengpid e Peltzer[17] referiram que a prevalência geral de edentulismo na Indonésia era de 7,2%, sendo de 29,8% entre os indivíduos com 80 anos ou mais.

Region or country	Year of survey	Sample size	Age group (years)	Percentage edentulous
United States, data from the National Health and Nutrition Examination Survey [8]	2009-2010	about 5,000	65–74	15%
			≥75	22%
Canada [6]	2007–2009	6,000	20–79	6%
			60–79	22%
Brazil [9]	2002-2003	5,349	65 to 74	54.7%
Mexico [10]	2002-2003	54,638,654	≥18	6.3%
			65–74	25.5%
Valencia, Spain [11]	2006	1,264	65–74	20.7%
Montpellier, France [12]	2004	321	65+	26.9%
Turkey [13]	2004-2005	1,545	65–74	48.0%
Sweden [14]	2002	16,416	55–84	14%
Hungary [15]	2004	4,606	65–74	19.8%
			≥75	38.7%

ETIOLOGIA DO EDENTULISMO

As razões para o edentulismo são muitas. Embora resulte principalmente de doenças microbianas ou genéticas com forte impacto individual e comportamental, o edentulismo pode resultar de causas iatrogénicas, traumáticas ou terapêuticas .[6]

Rendimentos e níveis de escolaridade mais baixos, pior saúde oral e saúde geral reduzida estão correlacionados com a incidência de perda dentária. A doença periodontal mais elevada marca a perceção de uma má saúde dentária, a perceção da necessidade de extracções, a história de tabagismo e a baixa ingestão de ácido ascórbico .[6]

Nos tempos modernos e nos países civilizados onde as pessoas têm acesso a cuidados dentários, a razão mais significativa para a perda de dentes é a cárie seguida das doenças periodontais.

Hull et al.[18] referiram, num estudo de coorte de 389 dentes extraídos, que a cárie é a causa mais dominante para a extração de dentes (37%), seguida das doenças periodontais (29%), de outras razões (33%), de traumatismos (12%) e da extração dos dentes do siso (6%).

Por outro lado, Chrysanthakopoulos[19] , no seu estudo na Grécia, concluiu que as doenças periodontais eram a causa mais comum de perda de dentes (38,09%), especialmente na população mais idosa (66,17%), enquanto a cárie dentária era a principal causa de extração de dentes na população mais jovem (56,12%).

Localmente, na Arábia Saudita, Almadina ,[20] Al Hamdan e Fahmy realizaram um -estudo transversal -que investigou as principais razões para a extração de dentes. Verificaram que as causas mais comuns para a extração de dentes permanentes eram as cáries (89,8%), seguidas de traumatismo (4,1%), sendo a terceira causa mais comum um tratamento ortodôntico (1,9%). A extração devido a doença periodontal foi de (1,7%). A causa menos comum de extração de dentes foi o tratamento protético (1,2%).

Razões Socioeconómicas Correlacionadas com o Edentulismo:

Os factores socioeconómicos desempenham um papel importante quando se fala de edentulismo, como os baixos rendimentos, o baixo nível de educação e o apoio social limitado, especialmente nas pessoas idosas. O edentulismo também pode ser a principal preocupação da sociedade mais jovem e pode estar relacionado com factores culturais, acesso a cuidados privados e factores socioeconómicos. Estes factores têm impacto na disseminação e prevalência da perda dentária total e parcial entre -países desenvolvidos e menos desenvolvidos .[21]

Eklund e Burt[22] relataram que, independentemente do declínio geral do edentulismo, os menos instruídos -e os -pobres de todas as idades continuaram a ter uma probabilidade muito maior de se tornarem edêntulos. O estudo mostrou a relação entre o edentulismo e os factores socioeconómicos; afirmaram que as variáveis socioeconómicas são um preditor significativo do edentulismo quando o número de dentes remanescentes.

Alguns estudos afirmam que a incidência de edentulismo está associada à educação e ao nível de rendimento, sendo que os indivíduos que se encontram nos níveis mais baixos apresentam maiores riscos de se tornarem edêntulos. Os indivíduos de uma determinada sociedade que têm pleno acesso a clínicas de cuidados dentários têm uma menor taxa de edentulismo, pelo contrário, uma sociedade que não tem acesso a cuidados dentários apresenta uma maior taxa de edentulismo.

Enquanto Al Hamdan[23] e Fahmy estudaram a correlação entre os factores socioeconómicos e o edentulismo completo para pacientes do sexo feminino na Arábia Saudita e concluíram que a idade, o nível educacional e o estatuto socioeconómico desempenham um papel vital no edentulismo e na procura de próteses.

Makhviladze[24] , na Geórgia, estudou a relação entre o nível de educação, a situação financeira da família e o edentulismo. Verificou que a falta de dinheiro e o baixo nível de educação médica podem influenciar significativamente a perda de dentes.

Pengpid e Peltzer[25] , que verificaram que a prevalência global era de 7,2% na Indonésia, concluíram que a prevalência está bem ligada à educação, uma vez que verificaram que a prevalência era de 11,8% entre as pessoas sem educação formal.

Weighted Estimates of the 10-year Incidence of Edentulism, Expressed as the Percent of 6,172 Adults, by Baseline *Family Income* and Age, US 1971–75 and 1982–84

Age	<$5,000 (*n*=1,267)	$5,000–$9,999 (*n*=2,093)	$10,000–$19,999 (*n*=2,235)	$20,000+ (*n*=577)
25–34	7.4	2.5	2.6	0.0
35–44	14.7	7.1	4.8	1.1
45–54	19.3	11.5	7.8	1.7
55–64	16.5	14.3	6.5	3.4*
65–74	18.4	15.7	12.2	8.2*
All	15.1	8.2	5.2	1.7

O tabagismo está correlacionado com o edentulismo:

Dietrich T[27] utilizou um estudo de coorte para encontrar a associação entre o tabagismo e a perda de dentes. Verificou que existe uma forte associação dose-dependente entre o consumo de cigarros e o risco de perda de dentes. O risco diminui após a cessação do consumo de cigarros; no entanto, o risco pode permanecer elevado até 20 anos em comparação com os que nunca fumaram. Os esforços para melhorar a saúde oral da população devem incluir a prevenção do tabagismo, bem como a promoção da cessação tabágica .[27]

Idade, género e incidência de várias classes de Kennedy correlacionadas com o edentulismo:

Vidhya Jeyapalan[28] e Chitra Shankar Krishnan estudaram a correlação do edentulismo parcial e a sua correlação com a idade, o género e a incidência de várias classes de Kennedy. Eles descobriram que...

- Não existe correlação entre géneros para o edentulismo parcial.
- A prevalência de edentulismo parcial é mais comum no arco mandibular do que no arco maxilar.
- Os adultos mais jovens têm mais RPDs de Classe III e IV. Os idosos têm mais RPDs de extensão distal de Classe I e II.

Author Name	Maxillary Arch	Mandibular Arch
Curtis D et al., [13]	37%	63%
Keyf F et al., [11]	44%	56%
Prabhu N et al., [5]	41%	59%
Sadiq WM et al., [12]	49%	51%
Naveed H et al., [10]	32.6%	36.8%
Khalil A et al., [15]	43.6%	56.4
Patel JY et al., [14]	63.2%	67.4%
AbdelRahman HK et al., [4]	49.63%	50.36%

[Table/Fig-1]: Prevalence of partial edentulism in maxillary arch and mandibular arch as reported in various studies

Author	Sample Size	Class I	Class II	Class III	Class IV
Curtis D et al., [13]	327 RPDs	40%	33%	18%	9%
Keyf F et al., [11]	362 patients; 528 RPDs	43%	38%	18%	0%
Naveed H et al., [10]	1000 patients	19%	18%	57%	5%
Sadiq WM et al., [12]	650 Patients; 740 RPDs	25%	28%	41%	6%
Prabhu N et al., [5]	350 patients	12%	15%	72%	1%
D'Souza et al., [18]	423 Patients	19.27%	23.94%	50.3%	6.49%
Ehikhamenor EE et al., [3]	351 Patients	3%	2%	63%	26%
Zaigham A M et al., [2]	367 Patients	12.5%	26.5%	57.5%	3.5%
Bharathi M et al., [22]	112 Patient Records	18%	11%	62%	9%
Abdel Rahman et al., [4]	963 cases	25.75%	22.84%	48.84%	1.55%

[Table/Fig-2]: Distribution of Kennedy's classification as reported by various studies

Osteoporose correlacionada com Edentulismo:

- A perda óssea e a perda de dentes são preocupações de saúde dos homens e mulheres mais velhos. A perda de dentes afecta aproximadamente 1 em cada 3 adultos com mais de 65 anos.
- Se sofre de osteoporose, pode correr o risco de perder os dentes. Quando o osso maxilar se torna menos denso, pode ocorrer a perda de dentes.
- As mulheres com osteoporose tendem a ter menos dentes do que as mulheres com densidade óssea normal.

- A ingestão da quantidade correta de cálcio na sua dieta e a ingestão da quantidade recomendada de vitamina D como suplemento são importantes tanto para os seus ossos como para a sua saúde oral .[20]

EPIDEMIOLOGIA DO EDENTULISMO

Existe um debate na literatura sobre o aumento e a diminuição da taxa de edentulismo; Khazaei et al.[29] concluíram que se acredita que a taxa total de edentulismo está a diminuir de forma constante nos países desenvolvidos, enquanto nos países em desenvolvimento se verifica o inverso. No entanto, Douglass et al.[8] demonstraram que o edentulismo continua a aumentar devido ao envelhecimento e ao número crescente de adultos mais velhos. O género tem tendência para ser um dos factores importantes que afectam a prevalência do edentulismo. Vários estudos levantaram a hipótese de que o edentulismo poderia ser mais prevalente nas mulheres do que nos homens.

A idade é um fator crítico que afecta a epidemiologia do edentulismo; é evidente que o grupo etário mais velho é o mais afetado e exibe as caraterísticas físicas que o edentulismo pode infligir.

De acordo com as Nações Unidas[30] , no seu relatório sobre o envelhecimento da população mundial, verificou-se que o número de adultos mais velhos (60+) no mundo aumentou consideravelmente nos últimos anos e que se espera que o crescimento seja maior nas próximas décadas. Em 2015, havia 901 milhões de pessoas com 60 anos ou mais, o que representa um aumento de 48% em relação aos 607 milhões de adultos idosos registados em todo o mundo em 2000. Além disso, os idosos representarão uma proporção mais significativa da população total à medida que a geração mais jovem continua a envelhecer.

Por exemplo, Thompson e Kreisel[31] estudaram o impacto da demografia do envelhecimento e da condição edêntula e estimaram um aumento de 36,5% na população adulta idosa do Canadá até ao ano de 2015. Verificaram que há um declínio na taxa de edentulismo desde a melhoria dos cuidados dentários e esperam que o aumento da população adulta idosa continue a verificar-se.

Estudos demonstraram que o uso de próteses continua a aumentar devido ao aumento da população idosa; um grande número de pessoas ainda depende de próteses removíveis para a função oral. O edentulismo pode conduzir diretamente a incapacidade, limitação funcional, incapacidade física, psicológica e social e deficiência.

Assim, o impacto do edentulismo na saúde geral deve ser examinado através da análise das principais dimensões da saúde: sintomas físicos e capacidade funcional, funcionamento social e perceção de bem-estar. Isto significa que podem ser utilizados parâmetros bem quantificados de significado demográfico para compreender o peso global desta doença .[5]

IMPACTO DO EDENTULISMO NA SAÚDE ORAL

1. Perda de dentes: Modificador da fisiologia normal:

Quando os dentes são perdidos, inicia-se a remodelação do osso alveolar. No espaço de poucas semanas, perde-se uma parte significativa do tecido alveolar que suportava os dentes e o rebordo alveolar perde altura vertical à medida que se arredonda. Esta atrofia é progressiva e foi relatado que abrandou para uma taxa anual de 0,05 mm no rebordo alveolar superior e 0,20 mm no rebordo alveolar inferior 10 anos após a extração dentária .[32]

O grau de reabsorção do rebordo residual está fortemente relacionado com a duração do edentulismo, afectando a mandíbula quatro vezes mais do que a maxila[32] . Verificou-se que o edentulismo tem um efeito significativo na reabsorção do rebordo residual, o que leva a uma redução da altura do osso alveolar e do tamanho da área de suporte da prótese. Esta redução afecta a altura da face e a aparência facial, que são alteradas após a perda total de dentes[33] . A perda de altura e largura do osso alveolar também leva a alterações substanciais no perfil dos tecidos moles, como a protrusão do lábio mandibular e do mento. Existe uma variação interpacientes nessas alterações anatómicas degenerativas, cuja etiologia ainda não está esclarecida.

Acredita-se que uma combinação de factores locais e sistémicos possa contribuir para isso; estes incluem a idade, o sexo, a duração do edentulismo, os hábitos parafuncionais, a saúde geral e várias doenças .[34]

Etiologia da reabsorção do rebordo residual

Esta situação é multifatorial e pode dever-se a uma combinação dos seguintes factores

1. **Factores anatómicos:** São mais pronunciados na mandíbula do que na maxila; estão mais associados a pacientes com face curta e quadrada, com forças mastigatórias aumentadas.

As cristas grandes e bem arredondadas e os palatos largos são factores anatómicos favoráveis à RRR.

2. **Factores metabólicos:** A RRR varia diretamente com os factores de reabsorção óssea e inversamente com os factores de formação óssea.

a. Factores de reabsorção óssea: Factores que causam a doença periodontal e a heparina.

b. Factores de formação óssea: Estrogénio circulante, tiroxina, hormona do crescimento, androgénios, cálcio, fósforo, vitamina D, proteínas e flúor.

3. **Factores mecânicos**: Embora a RRR possa ser inevitável devido à "atrofia por desuso", também pode ser causada por força excessiva transmitida através das dentaduras devido ao uso contínuo das mesmas e a condições oclusais instáveis.

Consequências da reabsorção do rebordo residual:

1. Perda aparente da largura e profundidade do sulco.
2. Deslocamento da fixação muscular para mais perto da crista da crista residual.
3. Perda da dimensão vertical da oclusão.
4. Redução da altura da face inferior.
5. Rotação anterior da mandíbula e aumento do prognatismo relativo.
6. O forame mentoniano pode situar-se ao nível ou próximo do bordo superior do corpo da mandíbula.
7. Os tubérculos geniais projectam-se acima do bordo superior da mandíbula na região sinfisária.
8. Achatamento da abóbada do palato.

9. Redução da altura das arcadas edêntulas maxilar e mandibular. Enquanto a arcada maxilar sofre reabsorção vestibular e labial com uma redução concomitante no perímetro ou circunferência da arcada, a arcada mandibular sofre reabsorção na direção labial e lingual, resultando no alargamento da arcada posteriormente. Isto levará ao confinamento da arcada maxilar dentro da arcada mandibular em situações edêntulas de longa duração, dando uma relação de crista pseudo-classe 3 (fig.)

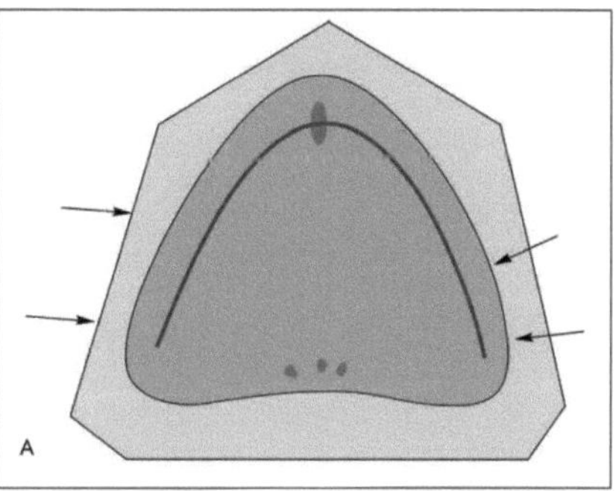

Fig. O rebordo maxilar reabsorve-se vestibular e labialmente, o que resulta numa redução do tamanho da arcada (o contorno vermelho indica o centro da arcada após a reabsorção).

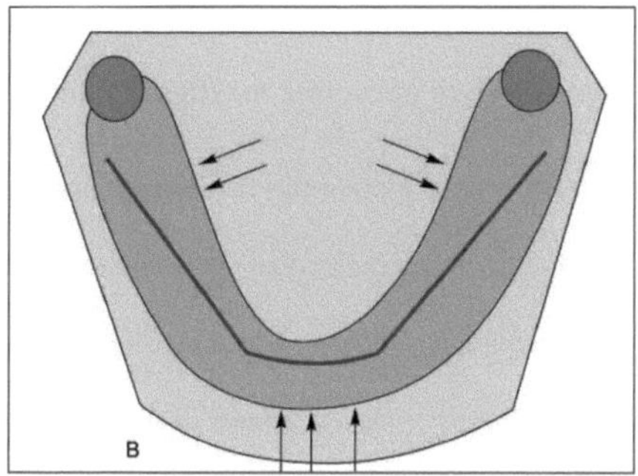

Fig. O arco mandibular reabsorve-se labialmente (anteriormente) e lingualmente (posteriormente), resultando num alargamento do arco.

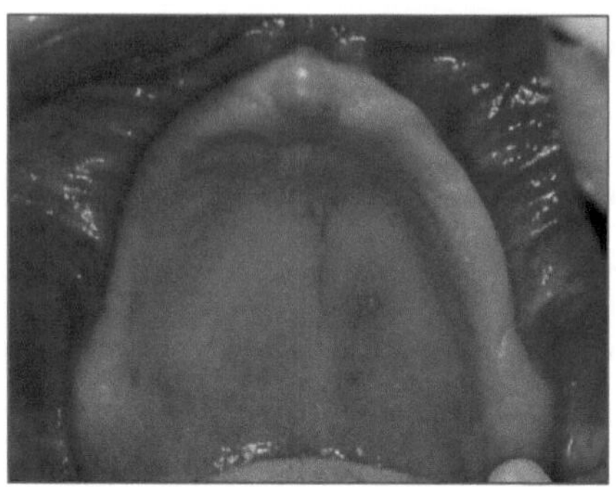

Vista intra-oral de um maxilar edêntulo reabsorvido, particularmente no lado direito

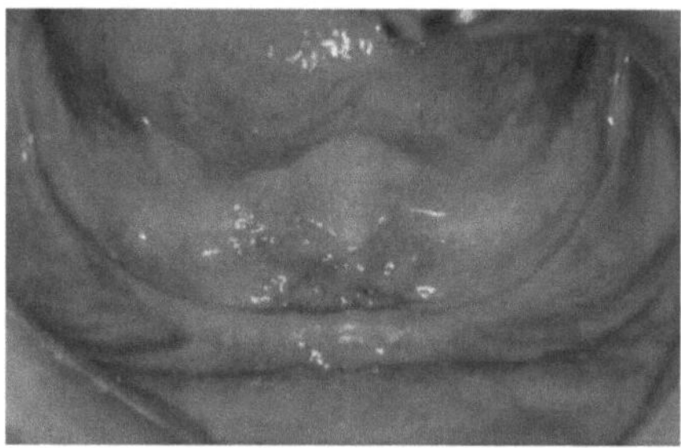

Vista intra-oral de um rebordo mandibular edêntulo reabsorvido e atrófico

2. Perda de dentes: Fator de risco para uma mastigação deficiente:

A mastigação consiste numa separação e aposição rítmica dos maxilares e envolve processos biofísicos e bioquímicos, incluindo a utilização dos lábios, dentes, bochechas, língua, palato e todas as estruturas orais para preparar os alimentos para a deglutição. Durante os movimentos mastigatórios, os músculos da língua e da bochecha desempenham um papel essencial na manutenção do bolo alimentar entre as superfícies oclusais dos dentes. Os dentes devem ser colocados dentro dos limites de um equilíbrio funcional da musculatura envolvida no controlo do bolo alimentar entre as superfícies oclusais dos dentes .[35]

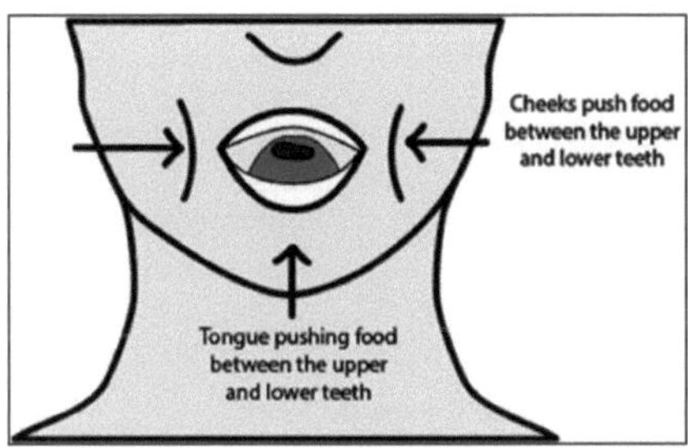

O número de dentes foi escolhido como um determinante chave da função oral e do estado de saúde oral. Vários estudos, utilizando diferentes metodologias, demonstraram que um indicador importante da eficiência mastigatória é o número de unidades dentárias funcionais.

De acordo com uma revisão sistemática que avaliou a relação entre a função oral e a dentição, um número de dentes inferior a um mínimo de 20 dentes, com nove a 10 pares de unidades de contacto, está associado a uma diminuição da eficiência mastigatória, do desempenho e da capacidade mastigatória (a perceção do indivíduo da sua capacidade de mastigar) . [36]

Apesar de algumas evidências sugerirem que a redução da função oral nos idosos está relacionada com a atrofia muscular, o envelhecimento por si só tem pouco impacto no desempenho mastigatório. A maioria dos estudos concorda que os utilizadores de próteses têm apenas cerca de um quinto a um quarto da força de mordida e da força mastigatória dos indivíduos dentados .[37]

Além disso, os utilizadores de próteses completas necessitam de 7 vezes mais movimentos mastigatórios do que os utilizadores de dentições naturais para conseguirem cortar os alimentos em metade do seu tamanho original[38] . Além disso, verificou-se que a espessura do músculo masseter estava diminuída em pacientes edêntulos, diminuindo assim a força de mordida. Isto pode explicar em parte porque é que os indivíduos que usam próteses completas têm dificuldade em mastigar alimentos duros .[39]

Esta deficiência pode influenciar substancialmente o desejo de morder, mastigar e engolir e pode levar a uma modificação das escolhas alimentares. Como resultado, a investigação tem demonstrado consistentemente que a perda de dentes e o estado dentário têm um impacto negativo na dieta e na seleção de alimentos .[40]

3. Perda de dentes: Determinante da saúde oral:

O edentulismo pode ser acompanhado por deficiências funcionais e sensoriais da mucosa oral, da musculatura oral e das glândulas salivares. A diminuição da regeneração dos tecidos e a diminuição da resistência dos tecidos são esperadas na população edêntula, o que pode prejudicar a função protetora da mucosa oral.

Foram relatadas associações entre o envelhecimento, o uso de próteses e as doenças da mucosa oral, incluindo a estomatite de prótese, uma condição inflamatória da mucosa palatina observada em utilizadores de próteses completas, queilite angular, candidíase oral e úlceras traumáticas .[41-43]

De acordo com MacEntee et al., as probabilidades de encontrar hiperplasia, estomatite e queilite angular aumentam aproximadamente três vezes nos utilizadores de próteses[41] . Estes distúrbios podem expor o indivíduo a agentes patogénicos internos e externos, e a sua prevalência é um parâmetro importante na avaliação da saúde oral de uma população idosa .[44,45]

Embora não tenha sido relatada uma correlação direta entre o edentulismo e a pneumonia por aspiração, tem sido discutida a potencial relação entre a placa da prótese e a pneumonia por aspiração em indivíduos susceptíveis. Embora a maioria das condições da mucosa oral nos idosos seja benigna, algumas podem tornar-se malignas, especialmente se as funções protectoras da mucosa oral estiverem diminuídas .[42]

O edentulismo pode induzir uma discinesia oral, definida como movimentos orofaciais anormais, involuntários, padronizados ou estereotipados e sem objetivo. Vários factores, como próteses mal ajustadas e instáveis, desconforto oral e falta de contactos sensoriais, têm sido propostos para explicar a discinesia oral em indivíduos edêntulos, mas o mecanismo exato ainda não é claro.

Os utilizadores de próteses podem ter problemas protésicos adicionais em resultado de danos nos tecidos moles e duros causados pela discinesia oral[46] . O edentulismo também está associado à discinesia tardia, um tipo de discinesia que ocorre em doentes tratados cronicamente com medicamentos antipsicóticos .[47]

As implicações clínicas de um sistema estomatognático edêntulo são consideradas de acordo com os seguintes factores

(1) modificações nas áreas de apoio (dentição natural vs. prótese completa)

(2) considerações funcionais e parafuncionais

(3) alterações morfológicas da altura da face e da articulação temporomandibular (ATM)

(4) mudanças cosméticas e respostas adaptativas.

1. Modificações nas áreas de apoio (dentição natural vs. prótese completa)

Mecanismo de suporte da dentição natural:

O sistema mastigatório é constituído por componentes morfológicos, funcionais e comportamentais intimamente relacionados. As suas interações quando os dentes naturais são substituídos por dentes artificiais ou protéticos .[48]

Os dentes só funcionam corretamente se tiverem um suporte adequado, e este suporte é fornecido pelo periodonto, um órgão composto por tecidos conjuntivos moles e duros. O periodonto fixa os dentes ao osso dos maxilares, proporcionando um aparelho suspensor resiliente e resistente às forças funcionais. Permite que os dentes ajustem a sua posição quando estão sob tensão.

O ligamento periodontal fornece o meio pelo qual a força exercida sobre o dente é transmitida ao osso que o suporta. As duas principais funções do periodonto são o suporte e o ajuste posicional do dente, juntamente com a função secundária e dependente da perceção sensorial. O paciente que necessita de terapia com prótese total é privado do suporte periodontal, e todo o mecanismo de transmissão de carga funcional para os tecidos de suporte é alterado.

As forças oclusais exercidas sobre os dentes são controladas pelos mecanismos neuromusculares do sistema mastigatório. Mecanismos reflexos com receptores nos músculos, tendões, articulações e estruturas periodontais regulam os movimentos mandibulares. A caraterística mais proeminente das forças oclusais fisiológicas é a sua natureza intermitente, rítmica e dinâmica. As maiores forças que actuam sobre os dentes são normalmente produzidas durante a mastigação e a deglutição, e são essencialmente verticais em direção. Cada impulso é de curta duração e, para a maioria das pessoas, a mastigação restringe-se a curtos períodos durante o dia. A deglutição, pelo contrário, ocorre cerca de 500 vezes por dia (Zemlin, 1998), e os contactos dentários durante a deglutição são normalmente de maior duração do que os que ocorrem durante a mastigação.

As cargas de ordem inferior, mas de maior duração, são produzidas ao longo do dia pela língua e pela musculatura circum-oral. Estas forças são predominantemente na direção horizontal. Durante os períodos de repouso ou de inatividade, as forças totais podem ser de magnitude semelhante.

Durante a mastigação, as forças de mordida são transmitidas através do bolo alimentar para os dentes opostos, quer os dentes entrem ou não em contacto .[50] Estas forças aumentam de forma constante (dependendo da natureza do fragmento alimentar), atingem um pico e regressam abruptamente a zero. A direção das forças é principalmente perpendicular ao plano oclusal. Os incisivos superiores podem ser deslocados labialmente com cada impulso de mordida, e estes movimentos dentários provavelmente causam o desenvolvimento de facetas de desgaste proximal.

Foi calculado que o tempo total durante o qual os dentes estão sujeitos a forças funcionais de mastigação e deglutição durante um dia inteiro é de aproximadamente 17,5 minutos .[51]

Calculation of total time of oral tissue under chewing force per day.

Chewing	
Actual chewing time per meal	450 s
Chewing time for 4 meals/d	1800 s*
1 chewing stroke	0.3 s
Total time of chewing forces/d (1 chewing stroke × 4 meals)	540 s (9 min)
Swallowing	
During meals	
Duration of 1 deglutition	1 s
During chewing 3 deglutitions/min	1800 s* (30 min) × 3/3 = 30 s
One-third of force than the occlusal force	(0.5 min)
In between meals	
Daytime 25 s/h (16 h)	400 s (6.6 min)
Night-time 10 s/h (8 h)	80 s (1.3 min)
Total	1050 s (17.5 min)

Mais de metade deste tempo é atribuível às forças de fecho da mandíbula aplicadas durante a deglutição. Por conseguinte, o tempo total e a gama de forças parecem estar bem dentro do nível de tolerância dos tecidos periodontais saudáveis. Deve ser enfatizado que as forças colectivas que actuam sobre uma oclusão protética não são susceptíveis de serem controladas ou atenuadas tão eficazmente como parecem ser pela dentição natural.

Consequentemente, a resposta dependente do tempo do suporte de tecido da prótese completa manifestar-se-á de forma diferente das alterações observadas na dentição natural.

Mecanismo de suporte para próteses completas:

- Suporte da mucosa e cargas mastigatórias:

A área de mucosa disponível para receber a carga das próteses completas é limitada quando comparada com as áreas correspondentes de suporte disponíveis para as dentições naturais.

Os investigadores calcularam que a área média de suporte da prótese é de 22,96 cm^2 na maxila edêntula e de aproximadamente 12,25 cm^2 numa mandíbula edêntula .[52] Além disso, a mucosa demonstra pouca tolerância ou adaptabilidade ao uso da prótese. Esta tolerância mínima pode ainda ser reduzida pela presença de doenças sistémicas, tais como anemia, hipertensão ou diabetes, bem como deficiências nutricionais.

De facto, qualquer perturbação dos processos metabólicos normais pode baixar o limite superior de tolerância da mucosa e iniciar a inflamação.

- Cumeeira residual:

O rebordo residual é constituído pela mucosa que suporta a prótese, a submucosa e o periósteo e o osso alveolar residual subjacente. Ocorre uma variedade de alterações no osso residual após a extração de dentes e a utilização de próteses completas[53] . O osso alveolar que suporta os dentes naturais recebe cargas de tração através de uma grande área de ligamento periodontal, enquanto que o rebordo residual edêntulo recebe cargas verticais, diagonais e horizontais aplicadas por uma prótese com uma área de superfície muito menor do que a área total dos ligamentos periodontais de todos os dentes naturais que estiveram presentes.

Um dos factos mais evidentes relacionados com os pacientes desdentados é que o uso de próteses é quase sempre acompanhado por uma perda óssea indesejável e irreversível. A magnitude desta perda óssea é extremamente variável. Assim, o dentista deve ter cuidado com a preservação e proteção de quaisquer dentes remanescentes para minimizar ou evitar a redução avançada do rebordo residual. O suporte comprometido é ainda mais complicado porque as dentaduras completas movem-se em relação ao osso subjacente durante a função. Assim, a construção da dentadura completa deve ser formulada para minimizar a força transmitida à estrutura de suporte ou para diminuir o movimento da prótese em relação a esta.

Há dois factores físicos envolvidos na retenção da prótese que estão sob o controlo do dentista e são determinados pela técnica. Um é a extensão máxima da base da prótese e o outro é o contacto íntimo máximo da base da prótese com o seu assento basal.

Os factores musculares podem ser utilizados para aumentar a retenção e a estabilidade das próteses. De facto, o bucinador, o orbicularis oris e os músculos intrínsecos e extrínsecos da língua são os principais músculos que o dentista utiliza para atingir este objetivo através de técnicas de moldagem. O desenho da superfície polida vestibular e lingual da prótese e a forma da arcada dentária são considerados para equilibrar as forças geradas pela língua e pela musculatura perioral.

1. Função: mastigação e outros movimentos mandibulares

A experiência clínica sugere que a qualidade do serviço protético pode ter uma relação direta com o desempenho mastigatório do utilizador de prótese. A força máxima de mordida em utilizadores de próteses é cinco a seis vezes menor do que em indivíduos dentados. Os pacientes edêntulos são claramente deficientes na função mastigatória, e mesmo as próteses completas clinicamente satisfatórias são um substituto pobre para os dentes naturais .[54]

As diferenças acentuadas entre pessoas com dentes naturais e pacientes com próteses completas são evidentes neste contexto funcional:

(1) o mecanismo de suporte da mucosa em oposição ao suporte do periodonto;

(2) os movimentos da prótese durante a mastigação;

(3) as alterações progressivas das relações maxilo-mandibulares e a eventual migração das próteses; e

(4) os diferentes estímulos físicos para os sistemas sensoriais motores.

Os tecidos portadores de próteses estão constantemente expostos ao contacto friccional das bases das próteses sobrepostas. As próteses movem-se durante a mastigação devido às forças de deslocação da musculatura circundante. Estes movimentos manifestam-se como deslocação, elevação, deslizamento, inclinação ou rotação das próteses. Além disso, ocorrem contactos de dentes opostos, tanto com dentes naturais como artificiais, durante a função e parafunção, quando o doente está acordado ou a dormir.

Aparentemente, o deslocamento dos tecidos por baixo da base da prótese resulta na inclinação da prótese e nos contactos dentários no lado não mastigatório. Para além disso, a pressão oclusal sobre as próteses desloca os tecidos moles do assento basal e permite que as próteses se aproximem do osso de suporte. Esta mudança de posição sob pressão induz uma alteração na relação dos dentes entre si.

Considerações parafuncionais:

Os hábitos parafuncionais que envolvem a oclusão repetida ou sustentada dos dentes podem ser prejudiciais para os dentes ou para outros componentes do sistema mastigatório[55] . O cerramento dos dentes é comum e é uma causa frequente da queixa de dor na mucosa portadora de prótese. No utilizador de prótese, os hábitos parafuncionais podem causar uma carga adicional nos tecidos que suportam a prótese.

Force generated during mastication and parafunction.

	Direction	Duration and magnitude
Mastication	Mainly vertical	Intermittent and light diurnal only
Parafunction	Frequently horizontal as well as vertical	Prolonged, possibly excessive Both diurnal and nocturnal

Sabe-se que o desconforto inicial associado ao uso de novas dentaduras evoca padrões de comportamento invulgares na musculatura circundante. Frequentemente, a queixa de uma língua dorida está relacionada com o hábito de empurrar a língua contra a dentadura. O doente geralmente não tem consciência da relação causal entre a língua dolorosa e o seu contacto com os dentes.

2. Alterações da morfologia (altura do rosto), da oclusão e das articulações temporomandibulares

As alterações morfológicas maxilomandibulares ocorrem lentamente ao longo de vários anos e dependem do equilíbrio entre a atividade osteoblástica e osteoclástica. As superfícies articulares das ATM também estão envolvidas e, nestes locais, o crescimento e a remodelação são mediados pela atividade proliferativa das cartilagens articulares.

No esqueleto facial, qualquer alteração dimensional da altura morfológica da face ou dos ossos maxilares devido à perda de dentes é inevitavelmente transmitida às ATMs.

As superfícies articulares sofrem uma remodelação lenta mas contínua ao longo da vida. Esta remodelação é provavelmente o meio pelo qual a congruência das superfícies articulares opostas é mantida, mesmo na presença de alterações dimensionais ou funcionais noutras partes do esqueleto facial.

A redução dos rebordos residuais sob as próteses completas e a redução da dimensão vertical da oclusão que a acompanha tendem a causar uma redução da altura total da face e um consequente prognatismo mandibular.

De facto, em utilizadores de próteses completas, a redução média na altura do rebordo alveolar residual mandibular medida na região anterior pode ser aproximadamente quatro vezes maior do que a redução média que ocorre no processo alveolar residual maxilar .[56]

Oclusão:

A oclusão das próteses completas é concebida para se harmonizar com o reflexo primitivo e incondicionado da deglutição inconsciente do doente .[57] Durante a deglutição, os doentes com próteses completas têm contactos dentários e o apoio mandibular contra o maxilar. Isto sugere que as oclusões das próteses completas devem ser compatíveis com as forças desenvolvidas durante a deglutição, para evitar contactos oclusais desarmoniosos que possam causar traumas no assento basal das próteses.

Durante a deglutição, a mandíbula está próxima, em relação cêntrica, ou seja, a posição de máxima retrusão mandibular em relação à maxila na dimensão vertical de oclusão estabelecida. Admite-se, no entanto, que a maioria dos contactos dentários naturais funcionais ocorre numa posição mandibular anterior à relação cêntrica, uma posição referida como oclusão cêntrica.

No entanto, na prótese dentária completa, a posição da máxima intercuspidação planeada dos dentes é estabelecida de modo a coincidir com a relação cêntrica do doente[58] . A coincidência da relação cêntrica e da oclusão cêntrica é consequentemente referida como oclusão de relação cêntrica (CRO).

A posição de oclusão cêntrica ocupada pela mandíbula no paciente dentado não pode ser registada com precisão suficiente quando o paciente se torna edêntulo. Consequentemente, a experiência clínica sugere que o registo da relação cêntrica é o ponto de partida para a conceção de uma oclusão artificial.

A relação cêntrica na dimensão vertical estabelecida tem potencial de mudança. Esta mudança é provocada por alterações nos tecidos de suporte da prótese e na altura facial, bem como por alterações morfológicas nas ATMs. Uma apreciação da natureza dinâmica da relação cêntrica em pacientes portadores de prótese, particularmente num contexto de envelhecimento, reconhece a mudança dos requisitos funcionais do sistema mastigatório.

Alterações da ATM:

A relação fisiológica básica entre os côndilos, os discos e as suas fossas glenóides parece ser mantida durante os contactos oclusais máximos e durante todos os movimentos guiados por elementos oclusais .[59]

O dentista deve procurar manter ou restaurar esta relação fisiológica básica. Os movimentos do bordo da mandíbula são reproduzíveis, e todos os outros movimentos ocorrem dentro dos limites dos clássicos "envelopes de movimento" [60] . A reprodutibilidade da trajetória do bordo posterior tem um enorme significado prático no tratamento de pacientes submetidos a prótese dentária .[61]

Também foi referido que a eficiência dentária prejudicada resultante da perda parcial de dentes e da ausência de tratamento protético ou de um tratamento protético incorreto pode influenciar o resultado das desordens temporomandibulares.

3. Respostas estéticas, comportamentais e adaptativas

Alterações estéticas:

Existem poucas dúvidas de que a perda de dentes pode afetar negativamente a aparência de uma pessoa. Os doentes procuram tratamento dentário por razões funcionais e estéticas ou cosméticas, e os dentistas têm sido bem sucedidos na restauração ou melhoria da aparência de muitos doentes .[62]

Aesthetic changes associated with the edentulous state.
• Deepening of nasolabial groove • Loss of labiodentals angle • Narrowing of lips • Increase in columella–philtral angle • Prognathic appearance

Respostas comportamentais e adaptativas:

O processo através do qual um doente edêntulo pode aceitar e utilizar próteses completas é complexo. Requer adaptação da aprendizagem, habilidade muscular e motivação e está relacionado com as expectativas do doente. A capacidade e a vontade do doente de aceitar e aprender a usar as próteses determinam, em última análise, o grau de sucesso do tratamento clínico. A aprendizagem significa a aquisição de uma nova atividade ou a alteração de uma atividade existente. A facilidade de aprendizagem e de coordenação parece diminuir com a idade. O avanço da idade tende a ser acompanhado por uma atrofia progressiva dos elementos do córtex cerebral e, consequentemente, ocorre uma perda na capacidade de coordenação. Existe uma necessidade distinta de os dentistas serem capazes de compreender a motivação de um doente para procurar cuidados protéticos e de identificar problemas antes de iniciar o tratamento .[63]

Uma gestão bem sucedida começa com a identificação das dificuldades previstas antes do início do tratamento e com um planeamento cuidadoso para satisfazer necessidades e problemas específicos. Os dentistas devem treinar-se para tranquilizar o doente, para perceber os desejos do doente e para saber como e quando limitar as expectativas do doente .[64]

IMPACTO DO EDENTULISMO NA SAÚDE GERAL

Embora não constitua uma ameaça à vida, a perda total dos dentes ou edentulismo tem um efeito muito significativo num indivíduo. Tem-se verificado que resulta em limitações funcionais, psicológicas e sociais e afecta a qualidade de vida e a saúde geral de um indivíduo. Também afecta a capacidade do indivíduo para falar claramente e participar plenamente em actividades devido a sentimentos de insegurança e inferioridade, o que conduz a problemas psicossociais consideráveis.

Com o edentulismo, a estética facial também fica comprometida. Para além da óbvia falta de dentes ao abrir a boca, existe também uma flacidez facial resultante da perda do suporte facial proporcionado pela presença de dentes, dando ao indivíduo um aspeto envelhecido. Tudo isto pode afetar a forma como um indivíduo se sente em relação à sua vida e pode também atuar em conjunto para comprometer a sua qualidade de vida .[65]

De acordo com vários estudos, a perda de dentes pode afetar a saúde geral de várias formas, conforme indicado a seguir:

a) a menor ingestão de frutas e legumes, fibras e caroteno e o aumento do colesterol e das gorduras saturadas, para além de uma maior prevalência de obesidade, podem aumentar o risco de doenças cardiovasculares e de perturbações gastrointestinais .[66]

b) aumento das taxas de alterações inflamatórias crónicas da mucosa gástrica, cancro gastrointestinal superior e cancro pancreático, e taxas mais elevadas de úlceras pépticas ou duodenais .[67-69]

c) aumento do risco de diabetes mellitus não insulino-dependente .[70,71]

d) risco aumentado de anomalias electrocardiográficas, hipertensão, insuficiência cardíaca, doença cardíaca isquémica, acidente vascular cerebral e esclerose da válvula aórtica .[72-74] Um estudo também demonstrou uma possível associação entre o edentulismo completo e um risco aumentado de doença cardíaca coronária .[75] Além disso, um estudo prospetivo de grande dimensão mais recente concluiu que o número de dentes era um preditor dose-dependente da mortalidade cardiovascular .[76]

e) diminuição da função diária, da atividade física e dos domínios físicos da qualidade de vida relacionada com a saúde .[77,78]

f) aumento do risco de doença renal crónica .[79]

g) associação entre edentulismo e distúrbios respiratórios do sono, incluindo a apneia obstrutiva do sono .[80]

Embora estejam a acumular-se evidências que apoiam uma relação recíproca entre a saúde oral e a saúde geral, os mecanismos que ligam a má saúde geral[81] e a perda dentária ainda não são claros. Uma suposta via para esta associação envolve efeitos deletérios da perda dentária na nutrição que, por sua vez, tem impacto na saúde sistémica[82] . Os factores nutricionais, especialmente os antioxidantes, podem diminuir após a perda de dentes e modular a doença sistémica, interferindo com a cascata inflamatória e prevenindo a carcinogénese.

Um estudo[66] sobre 83.104 mulheres norte-americanas mostrou que a dieta pode explicar parcialmente a associação entre a saúde oral e as doenças cardiovasculares. Nesta análise transversal, as mulheres desdentadas tinham consumos alimentares associados a um aumento da taxa de doenças cardiovasculares. Estes resultados são apoiados por uma análise longitudinal efectuada em 41.891 adultos, que confirma uma associação entre a perda de dentes e a prevalência de doenças cardíacas .[74]

Além disso, a ingestão excessiva de alimentos altamente processados, ricos em gordura e hidratos de carbono, contribui para a obesidade e para as doenças relacionadas com a obesidade, como a resistência à insulina, as doenças cardiovasculares e a hiperlipidemia[83] . No entanto, deve ser entendido que as consequências nutricionais do edentulismo são complexas devido a uma pletora de factores que influenciam a ingestão de alimentos e o estado nutricional, incluindo doenças agudas e crónicas, alterações no trato gastrointestinal, incapacidades funcionais, problemas de mastigação, factores psicológicos e sociais e um estatuto socioeconómico mais baixo .[84,85]

Vários estudos longitudinais, prospectivos e transversais têm apoiado a associação entre a perda de dentes, a dieta e a nutrição. Uma dentição deficiente impõe restrições alimentares e afecta o sabor dos alimentos, a seleção dos alimentos, a preparação dos alimentos e os padrões alimentares .[86,87]

Os resultados de um estudo realizado por Locker[88] indicaram que 39% dos idosos edêntulos foram impedidos de comer alimentos que gostariam de comer, 29% relataram um declínio no seu prazer pela comida e 14% evitaram comer com outras pessoas. Dietas subótimas podem impedir que indivíduos edêntulos atinjam as doses recomendadas e levar a estados nutricionais comprometidos, especialmente em indivíduos edêntulos sem próteses .[89,90]

Estudos demonstraram que a dieta de pessoas edêntulas consiste em alimentos pobres em fibras e ricos em gordura saturada, com uma falta significativa de ingestão de alimentos ricos em fibras, como pães, frutas, vegetais e polissacáridos não amiláceos (NSP). Foi registada uma baixa ingestão de NSP (>10g/d) e uma baixa ingestão de fruta e vegetais (>160g/d) em pessoas desdentadas .[91]

Joshipura et al.[92] recolheram dados sobre a ingestão alimentar de 49.501 profissionais de saúde do sexo masculino e demonstraram que, em comparação com os indivíduos dentados, os inquiridos edêntulos consumiam menos vegetais, menos fibras e menos caroteno, ao mesmo tempo que consumiam mais colesterol e gorduras saturadas. Estas diferenças eram independentes das caraterísticas sócio-demográficas e de comportamento de saúde.

Lowe et al.[93] estabeleceram que a perda total de dentes estava associada a um baixo consumo de citrinos, a baixos níveis de vitamina C no plasma e a quantidades aumentadas de reagentes inflamatórios, como a proteína C-reactiva no plasma. Também demonstraram níveis aumentados de interleucina-6 plasmática, fibrinogénio e fator VIII nas mulheres. Estes factores estão associados a um risco acrescido de doenças coronárias e de acidentes vasculares cerebrais.

Em relação ao aumento de peso, os resultados de um estudo realizado por Lee et al.[94] demonstraram que o edentulismo estava associado a um aumento de peso superior a 5% num ano. Para além disso, foi encontrada uma associação entre o edentulismo e a obesidade em vários estudos[95] . Quando o edentulismo não foi reabilitado com próteses completas, foi associado tanto ao baixo peso como ao excesso de peso/obesidade numa população idosa .[96]

Apesar destas evidências, alguns resultados contradizem a associação entre dentição e nutrição .[97] Num estudo transversal, Shinkai et al.[98] investigaram a influência do estado da dentição na qualidade global da dieta. Os autores concluíram que, embora os indivíduos com melhor estado dentário apresentassem melhor desempenho mastigatório e força de mordida, não foi encontrada associação entre o estado dentário e a qualidade da dieta.

No entanto, no mesmo estudo, encontraram uma associação entre as variáveis mastigatórias e a ingestão de componentes dietéticos específicos, como a vitamina C e a fibra. Existem também alguns resultados contraditórios no que respeita à influência das variáveis sócio-demográficas na relação dentição-nutrição.

Os resultados de Nowjack Raymer e Sheiham[86] demonstraram que a associação entre a dentição e a nutrição era independente da idade, sexo, raça, etnia e factores socioeconómicos, enquanto Lee et al. demonstraram diferenças étnico-raciais nos padrões de ingestão alimentar, mostrando que a ingestão alimentar dos idosos afro-americanos edêntulos era semelhante à dos que tinham dentes. No entanto, os idosos caucasianos edêntulos apresentavam padrões alimentares diferentes dos seus homólogos dentados. Esta diferença étnica pode ser explicada por diferenças fundamentais nas caraterísticas socioeconómicas dos grupos raciais. Os afro-americanos consumiam mais gordura, menos vegetais e menos fibra do que os caucasianos, independentemente da condição dentária .[99]

Embora se tenha demonstrado que a dieta é mais pobre em populações desdentadas, ainda há necessidade de mais investigação sobre a associação entre a perda de dentes e alterações específicas na ingestão de nutrientes. A associação entre a perda dentária e o envelhecimento pode tornar-se ainda mais importante com o crescimento da população idosa em todo o mundo. Esta população crescente tem uma maior prevalência de doenças crónicas[100] que podem ser indiretamente agravadas pelo edentulismo .[93]

No que diz respeito à esperança de vida dos indivíduos edêntulos, verificou-se que a perda de dentes está associada ao aparecimento de incapacidade e mortalidade, mesmo após o ajuste para factores de confusão, tais como factores socioeconómicos e de comportamento de saúde,[101] e um estudo demonstrou que cada dente que permanece na cavidade oral após a idade de 70 anos diminui o risco de mortalidade ao longo de 7 anos em 4% .[102]

Além disso, vários estudos estabeleceram uma associação entre o edentulismo antes dos 65 anos e um risco acrescido de morte precoce[103] . Também, de acordo com Shimazaki et al.[104] , a taxa de mortalidade dos idosos edêntulos sem próteses era significativamente mais elevada do que a dos que tinham 20 ou mais dentes e, num grande estudo de coorte, foi encontrada uma associação entre a perda de dentes e a mortalidade, para além da morte resultante de cancro gastrointestinal, doença cardíaca e acidente vascular cerebral.

O edentulismo e a sua associação com a depressão e a autoavaliação da saúde:

De acordo com Stefanos Tyrovolas et al.[105] O edentulismo está associado a vários resultados adversos para a saúde, mas as opções de tratamento nos países de baixo e médio rendimento (PBMR) são limitadas. Faltam dados sobre a sua prevalência e o seu efeito na saúde mental e na saúde em geral, especialmente nos países de baixo rendimento.

Foram analisados dados auto-relatados sobre edentulismo completo obtidos através de questionários padronizados em 201.953 adultos com idade ≥18 anos de 50 países que participaram no Inquérito Mundial de Saúde (WHS) 2002-2004. A prevalência de edentulismo padronizada por idade e sexo variou de 0,1% (IC 95% = 0,0-0,3) (Myanmar) a 14,5% (IC 95% = 13,1-15,9) (Zimbabué), e de 2,1% (IC 95% = 1,5-3,0) (Gana) a 32,3% (IC 95% = 29,0-35,8) (Brasil) nos grupos etários mais jovens e mais velhos, respetivamente.

O edentulismo foi significativamente associado à *depressão* (OR 1,57, IC 95% = 1,23-2,00) e *a uma má autoavaliação da saúde* (OR 1,38, IC 95% = 1,03-1,83) no grupo mais jovem, sem associações significativas no grupo etário mais velho .[105]

O Impacto do Edentulismo na Cognição:

Mastigação e edentulismo:

A mastigação é um processo multiplex coordenado que inclui componentes aferentes e eferentes. Os mecanorreceptores periodontais presentes no periodonto, nos músculos mastigatórios, nos ligamentos e nas cápsulas articulares desempenham um papel fundamental no fornecimento de feedback ao sistema nervoso central (SNC) [106] . Estes sinais aferentes especiais são necessários para controlar a saída motora adequada envolvida na mastigação .[107]

Especificamente, os mecanorreceptores são críticos em importantes reflexos envolvidos na mastigação que protegem a pessoa de forças oclusais traumatizantes. Por exemplo, quando se morde algo duro, os sinais proprioceptivos comunicam com o núcleo motor do trigémeo para inibir os músculos de fecho da mandíbula e ativar os músculos de abertura da mandíbula[108] . Muitas destas terminações nervosas proprioceptoras estão localizadas nos ligamentos periodontais (PDL) que rodeiam cada dente. Por conseguinte, quando os doentes perdem os dentes ou se tornam edêntulos, perdem uma parte desta capacidade proprioceptiva .[109]

Quando uma pessoa se torna totalmente edêntula, isso altera completamente a sua função mastigatória. A falta de nutrição nas dietas leves a que os pacientes edêntulos estão confinados contribui não só para o declínio geral da saúde, mas também para défices cognitivos .[110-112]

As pessoas com função mastigatória diminuída têm uma menor ingestão de alimentos ricos em fibras, vegetais, frutas e caroteno, para além de uma maior ingestão de gorduras saturadas e colesterol. Esta alteração na dieta contribui para as doenças cardiovasculares e distúrbios gastrointestinais que os doentes edêntulos correm um risco acrescido .[110]

Outra linha de pensamento analisa a perda de feedback somatossensorial para o SNC que ocorre quando uma pessoa se torna edêntula e a forma como a cognição é afetada. Embora muitos problemas sistémicos estejam associados à perda da função mastigatória, o que é de particular interesse aqui é a correlação com o declínio cognitivo .[106]

Função Mastigatória e Cognição:

Estudos clínicos sobre edentulismo e cognição

Muitos estudos demonstraram que a perda de dentes está associada ao declínio cognitivo[113-115] . Um estudo de 13 anos realizado numa população de adultos chineses mais velhos descobriu que o declínio cognitivo aumentava com cada dente a menos presente na boca.[116] A cognição foi avaliada através de um Mini Exame do Estado Mental (MMSE).

O MMSE inclui observações que testam muitas funções cognitivas, como a memória, a aprendizagem e a atenção[117] . A análise estatística mostrou que, para cada paciente que tinha mais um dente, foi observado um aumento na pontuação do MMSE.

Isto implicava que um maior número de dentes estava significativamente correlacionado com uma maior capacidade cognitiva. O tempo também foi considerado e ter mais dentes também foi associado a uma taxa mais lenta de declínio cognitivo ao longo de um determinado período de tempo .[116]

Num estudo transversal realizado no Japão, os residentes da comunidade com 65 anos ou mais foram examinados e mostraram que a perda de dentes estava associada a um ligeiro comprometimento da memória[118] . Num grupo com idade igual ou superior a 60 anos na zona rural do Equador, as pessoas com menos de 10 dentes obtiveram resultados significativamente mais baixos na Avaliação Cognitiva de Montreal (MoCA), que testa a capacidade de linguagem, memória de curto prazo, atenção, cálculo e funções visuo-espaciais-executivas .[119]

Estes estudos confirmam que a perda de dentes está associada ao declínio cognitivo.

Condições médicas associadas à falta de dentes e ao edentulismo:

De acordo com Abed Al-Hadi Hamasha et al.[120] no seu estudo:

Variable Medical Condition	Percent Edentulous Among Those With the Condition	 Without the Condition
History of:		
Hypertension	31.4	36.3
Dementia	26.7	37.7
Alzheimer's disease	30.6	36.0
Arthritis	31.4	35.7
Heart failure	55.2	30.8
Diabetes	37.0	34.5
Stroke	40.7	33.8
Atherosclerotic vascular disease	57.9	32.1
Parkinson's disease	40.0	34.4
Depression	46.7	33.8
Atrial fibrillation	25.0	35.6
Organic Brain Syndrome	44.0	34.3
Ischemic heart disease	75.0	32.9
Joint disease	75.0	32.9
Coronary heart disease	40.0	34.7

A história de doença vascular aterosclerótica, insuficiência cardíaca ou doença cardíaca isquémica foi significativamente associada ao edentulismo e à falta de dentes, e a história de doença articular também foi associada ao edentulismo.

Estes resultados são consistentes com os resultados do estudo de Paunio et al.[121] , no qual se verificou que a prevalência de doença cardíaca isquémica aumentou de 10% nas pessoas que perderam menos de metade dos dentes permanentes para 20% nas pessoas que perderam metade ou mais dos dentes permanentes. A relação identificada entre falta de dentes e doença cardíaca é consistente com os achados de Joshipura et al.[122] e Beck et al.[123]

A base biológica para a relação observada entre a falta de dentes e o edentulismo e determinadas condições gerais de saúde não é clara. Os estudos transversais podem identificar apenas associações entre variáveis, pelo que não é possível inferir uma relação de causalidade. A perda de dentes pode estar associada a alterações nos padrões alimentares que podem afetar o desenvolvimento de doenças sistémicas.

Além disso, a falta de dentes é um indicador indireto da saúde oral, e a perda de dentes é frequentemente o resultado dos danos causados por condições orais crónicas, como a cárie ou a doença periodontal. Estas doenças, ambas de origem bacteriana, podem afetar outros sistemas através da reação do sistema imunitário aos organismos causadores ou da reação sistémica às bactérias circulantes ou aos seus subprodutos, como sugerido por Beck et al.[123] Vários estudos identificaram relações entre infecções orais e doenças coronárias, doenças cardiovasculares e mortalidade.

Por outro lado, a presença de uma história de certas condições sistémicas pode ter afetado as decisões de tratamento do dentista/paciente de uma forma que favoreceu as extracções em relação a métodos alternativos de tratamento .[120]

IMPACTO DO EDENTULISMO NA QUALIDADE DE VIDA

O termo "qualidade de vida" é frequentemente utilizado como um termo abrangente que engloba vários conceitos, ou seja, estado de saúde, função e condições de vida. De um modo geral, a qualidade de vida (QdV) é definida como a perceção que um indivíduo tem da sua posição na vida, no contexto da cultura e dos sistemas de valores em que vive, e em relação aos seus objectivos, expectativas e preocupações .[124]

A perceção da QdV varia entre os indivíduos e flutua ao longo do tempo para a mesma pessoa em resultado de alterações em qualquer uma das suas partes componentes[125] . A QdV é parcialmente afetada pela saúde oral de uma pessoa. As percepções de como as condições orais afectam a função diária e o bem-estar são referidas como qualidade de vida relacionada com a saúde oral (OHQOL) [126-128] . A OHQoL tem sido amplamente utilizada em estudos clínicos como um resultado para avaliar a qualidade, a efetividade e a eficácia dos cuidados de saúde oral .[126-129]

Cada vez mais se reconhece que as percepções dos pacientes sobre a sua saúde oral são importantes para avaliar o bem-estar e determinar os resultados dos cuidados de saúde[130] . A utilização exclusiva de medidas clínicas tem sido geralmente criticada porque fornecem pouca informação sobre os aspectos psicossociais da saúde e não reflectem adequadamente o estado de saúde, o funcionamento e as necessidades percebidas dos indivíduos edêntulos e idosos .[131,132]

O edentulismo pode levar a alterações na maioria dos domínios que conduzem a uma pior qualidade de vida (por exemplo, mastigação prejudicada, traumatismo da prótese, preocupações estéticas ou perceção negativa de si próprio). Os dentes têm um papel importante na aparência facial, na fala e na capacidade de comer. Existem provas irrefutáveis que demonstram o efeito negativo do edentulismo na QVRSB[133,134] . O edentulismo influencia negativamente não só a função oral, mas também a vida social e as actividades quotidianas .[135]

O comprometimento da função oral tem sido associado a uma diminuição da autoestima e a um declínio do bem-estar psicossocial[136] . As pessoas desdentadas podem evitar participar em actividades sociais porque têm vergonha de falar, sorrir ou comer à frente dos outros, o que leva ao isolamento. Muitas pessoas desenvolvem capacidades para ultrapassar as limitações das próteses, mas algumas não o conseguem fazer.

Fiske et al.[138] demonstraram que os utilizadores de próteses dentárias têm uma diminuição da auto-confiança, envelhecimento prematuro, alteração da autoimagem e alteração do comportamento na socialização e na formação de relações íntimas.

Por outro lado, as dentaduras podem melhorar a aparência oral e as interações sociais dos indivíduos, o que pode aumentar a autoestima e, assim, contribuir para o bem-estar psicológico .[139]

As variáveis, incluindo o tipo de tratamento, a idade, o sexo e o estado civil, podem explicar a variação nas classificações de OHQoL e perda dentária .[129]

Edentulismo e mortalidade:

Holm-Pedersen et al.[140] descobriram, num estudo longitudinal de 21 anos, que o edentulismo apresentava um risco significativo de mortalidade numa população de 70 anos sem deficiência. Resultados semelhantes foram descritos noutro estudo que mostrou uma associação independente entre o número de dentes e o risco de mortalidade .[140]

Um estudo longitudinal japonês analisou a forma como a dentição influenciava a saúde geral e a mortalidade em pacientes dentados, em comparação com utilizadores de próteses completas e pacientes edêntulos não restaurados[141] . Nesta amostra de 1.929 idosos institucionalizados, 52,3% eram edêntulos no início do estudo e, destes, 34,3% não usavam próteses. Num período de seis anos, a influência da incapacidade física foi maior nos indivíduos com menos dentes e nos parcialmente dentados que não usavam próteses, em comparação com os indivíduos dentados com uma dentição funcional. A maior incapacidade física foi encontrada em indivíduos edêntulos não restaurados. Apesar de serem edêntulos e não usarem próteses, o envelhecimento foi o fator de risco mais importante para uma deterioração do estado físico .[141]

No entanto, independentemente da idade e de outras covariáveis, os indivíduos edêntulos sem próteses apresentaram um risco acrescido de mortalidade. Este facto pode estar relacionado com um maior grau de incapacidade física e mental que impediu o uso de próteses nestas pessoas desdentadas. A desnutrição resultante da redução da eficiência mastigatória, da alteração da dieta e da ingestão de nutrientes também pode contribuir para o aumento da mortalidade em indivíduos desdentados .[141]

O edentulismo parece estar fortemente relacionado com a saúde geral, enquanto outros factores, por exemplo, o estilo de vida, a dieta, o estatuto socioeconómico e a idade, podem ter uma influência confusa .[142]

É certo que algumas doenças gerais partilham factores de risco com o edentulismo[143] . Parece haver uma considerável falta de compreensão das associações observadas, embora exista um consenso geral de que os efeitos indirectos podem desempenhar o papel principal, particularmente nos idosos, onde o edentulismo e as más condições de saúde existem frequentemente de forma coincidente.

No entanto, as provas existentes, independentemente do seu baixo nível, impedem a realização de um ensaio controlado aleatório por razões éticas, mas um estudo de coorte longitudinal com um controlo adequado dos factores de confusão poderia revelar mais provas sobre as associações entre o edentulismo e a saúde geral .[144]

PREVENÇÃO DO EDENTULISMO

A prevenção do edentulismo é crucial para manter a saúde oral geral e preservar a qualidade de vida. Aqui está uma visão detalhada das estratégias e práticas destinadas a prevenir o edentulismo:

1. **Práticas de higiene oral**:

- **Escovagem regular**: Realce a importância de escovar os dentes pelo menos duas vezes por dia, utilizando pasta dentífrica com flúor. Uma técnica de escovagem adequada, como a utilização de movimentos circulares suaves e o alcance de todas as superfícies dos dentes, garante uma remoção eficaz da placa bacteriana.
- **Uso do fio dental**: Incentive o uso diário do fio dental para limpar entre os dentes e ao longo da linha da gengiva, onde as escovas de dentes não conseguem chegar. O fio dentário ajuda a evitar a acumulação de placa bacteriana, que pode levar a doenças das gengivas e à eventual perda de dentes.
- **Elixir bucal**: A incorporação de um elixir bucal antimicrobiano nas rotinas de higiene oral pode reduzir ainda mais as bactérias na boca, promovendo um hálito mais fresco e gengivas mais saudáveis.

2. **Controlos dentários regulares:**

- **Visitas ao dentista**: Salientar a importância de marcar consultas dentárias de seis em seis meses para check-ups de rotina e limpezas profissionais. As consultas regulares permitem aos dentistas detetar e tratar precocemente os problemas dentários, evitando que progridam para a perda de dentes.
- **Intervenção precoce**: Educar os indivíduos sobre a importância de procurar tratamento imediato para problemas dentários, tais como cáries, doenças das gengivas e cáries. A intervenção precoce pode evitar mais danos nos dentes e nas gengivas.

3. **Hábitos de vida saudáveis:**

- **Dieta equilibrada:** Fornecer orientação sobre a adoção de uma dieta rica em cálcio, vitaminas C e D, e outros nutrientes essenciais para manter os dentes fortes e as gengivas saudáveis. Incentivar os indivíduos a limitar os alimentos e bebidas açucarados e ácidos, que podem contribuir para a cárie dentária.
- **Cessação do tabaco:** Oferecer recursos e apoio a indivíduos que pretendam deixar de fumar ou consumir produtos do tabaco. Explicar como o consumo de tabaco aumenta significativamente o risco de doenças das gengivas e perda de dentes.
- **Consumo limitado de álcool:** Educar sobre a importância da moderação na ingestão de álcool, uma vez que o consumo excessivo de álcool pode contribuir para uma má saúde oral e aumentar o risco de doenças das gengivas e cáries dentárias.

4. **Medidas de proteção:**

- **Protectores bucais:** Salientar a importância de usar protectores bucais durante desportos de contacto ou actividades com risco de lesões dentárias. Os protectores bucais personalizados proporcionam uma proteção óptima contra a perda de dentes induzida por traumatismos.
- **Protectores noturnos**: Informar os indivíduos sobre as potenciais consequências do ranger de dentes (bruxismo) durante o sono, tais como desgaste e danos nos dentes. A prescrição de protectores noturnos pode ajudar a proteger os dentes de mais danos.
- **Selantes dentários:** Defender a aplicação de selantes dentários, especialmente em crianças e adolescentes, para proteger as superfícies de mastigação dos molares contra cáries e cáries.

5. **Educação e sensibilização:**

- **Educação sobre higiene oral:** Desenvolver materiais educativos e workshops para promover práticas adequadas de higiene oral e sensibilizar para a importância de manter uma boa saúde oral ao longo da vida.

- **Programas de divulgação na comunidade:** Organizar programas de divulgação em escolas, locais de trabalho e centros comunitários para educar indivíduos de todas as idades sobre saúde oral, medidas preventivas e as consequências de problemas dentários não tratados.

6. **Tratamento de doenças subjacentes:**

- **Condições de saúde sistémicas:** Salientar a importância de gerir as condições de saúde subjacentes, como a diabetes, as doenças cardiovasculares e a osteoporose, uma vez que podem ter impacto na saúde oral e aumentar o risco de perda de dentes.

- **Efeitos secundários dos medicamentos:** Educar os indivíduos sobre os potenciais efeitos secundários de certos medicamentos, tais como boca seca ou problemas nas gengivas, e fornecer estratégias para gerir estes efeitos de modo a evitar complicações de saúde oral.

7. **Acesso a cuidados dentários:**

- **Cuidados dentários a preços acessíveis:** Defender políticas e programas que garantam o acesso a serviços dentários a preços acessíveis para indivíduos de todas as origens socioeconómicas. A eliminação de barreiras aos cuidados dentários permite que mais pessoas recebam cuidados e tratamentos preventivos atempados, reduzindo a prevalência do edentulismo.

AMOSTRAS DE DIETAS PARA PACIENTES DESDENTADOS:

Os doentes com próteses podem ser apenas um quarto tão eficientes na mastigação dos alimentos como as pessoas que possuem dentes naturais. Embora a sequência de ingestão de alimentos seja a incisão, depois a mastigação e, por fim, a deglutição, é muito mais fácil para os doentes com próteses descobrirem os procedimentos alimentares na ordem oposta, nomeadamente, engolir, mastigar e incisar[145] . Logicamente, devem ser escolhidos alimentos com a consistência correta para que estas funções possam ser aprendidas por esta ordem. Para o primeiro dia, o doente com próteses novas deve selecionar alimentos líquidos que exijam apenas a deglutição. Os alimentos devem ser selecionados entre os quatro grupos alimentares.

- Grupo do leite: O leite fluido também pode ser tomado sob qualquer forma.
- Grupo das carnes: Os ovos também podem ser consumidos em gemadas. Os purés de carne (como os de comida para bebé) também podem ser misturados com molho bechamel fino e utilizados como sopa.
- Grupo dos vegetais e frutos: Estes alimentos também podem ser utilizados como sumos.
- Grupo do pão e dos cereais: As papas finas também podem ser cozinhadas em leite ou água. A dieta para o segundo e terceiro dias deve incluir alimentos que necessitem de um mínimo de mastigação .[146]

Após várias semanas, os alimentos sólidos que requerem incisão também podem ser permitidos, para além dos alimentos do plano de dieta inicial. O poder dos doentes para gerir alimentos como sandes, maçãs cruas, espiga de milho e aipo cru é uma variável particular.

Teoricamente, se todos os obstáculos mecânicos, biológicos e psicológicos envolvidos no uso de próteses completas forem superados, o paciente deve estar pronto para mastigar alimentos de todas as texturas, mesmo aqueles que requerem preensão e divisão .[147]

TRATAMENTO DO EDENTULISMO

PRÓTESE COMPLETA COMO SUBSTITUIÇÃO DE DENTES:

A reabilitação com prótese total continua a ser uma das opções de tratamento protético mais populares e tradicionais para pacientes edêntulos que têm limitações sistémicas, anatómicas e/ou financeiras .[148]

Os resultados bem sucedidos dos pacientes com próteses completas podem depender de factores de prognóstico, tais como a idade do paciente, factores demográficos, psicológicos e caraterísticas pessoais, experiência anterior com próteses, expectativas e atitudes, forma e anatomia do rebordo residual, método de construção, qualidade das próteses e alterações ao longo do tempo, e estética[149] . Embora tenha havido muito debate sobre a influência ou significado destes factores no resultado da terapia com dentaduras, uma coisa que é certa são as sequelas do uso prolongado de dentaduras.

A reabsorção do rebordo residual é um fenómeno que descreve a remodelação do rebordo alveolar ao longo da vida após extracções dentárias, em que o tamanho do rebordo residual é reduzido mais rapidamente nos primeiros 6 meses e continua ao longo da vida a uma taxa mais lenta .[150-153] A reabsorção do rebordo residual tem sido descrita como sendo crónica, progressiva, irreversível e catabólica.

Existem vários estudos que examinaram este fenómeno no passado, descrevendo o processo através de medições padronizadas em radiografias panorâmicas, cefalografias laterais e moldes de diagnóstico[150-153] . A taxa de reabsorção pode variar consoante o indivíduo e a localização do maxilar .[154] É influenciada por diferentes factores anatómicos, protéticos, metabólicos, sistémicos e funcionais.

Além disso, os estudos investigaram a associação entre a reabsorção da crista residual e as condições sistémicas, tais como a osteoporose, a menopausa, a idade e o género. Verificou-se uma maior tendência para cristas mais estreitas em mulheres idosas, deficiências de estrogénio e suplementos vitamínicos ajudaram a minimizar a reabsorção da crista[154-158] . Foram avaliados diferentes factores protéticos e funcionais quanto ao seu papel na reabsorção do rebordo residual, tais como próteses imediatas, dentes de grau zero e duração do uso da prótese .[153,159-162]

Estudos anteriores relataram um aumento da quantidade de reabsorção do rebordo associado a próteses imediatas, dentes de grau zero ou não anatómicos e uso prolongado de próteses.

Como subproduto da reabsorção da crista residual, a adaptação da base da prótese pode mudar significativamente. As próteses mal ajustadas podem causar as seguintes alterações na mucosa: úlceras traumáticas, estomatite de prótese, infeção por cândida, queilite angular e hiperplasia dos tecidos moles[163] . O material de revestimento resiliente compensa o tecido reabsorvido e permite a recuperação do tecido .[164]

Reline é definido como "o procedimento utilizado para recobrir o lado do tecido de uma prótese dentária removível com um novo material de base, produzindo uma adaptação exacta à área da base da prótese". Os materiais de revestimento resilientes são um silicone elastomérico ou uma resina acrílica plastificada. Com o tempo, os plastificantes podem sair do material do reembasador e tornar-se muito mais duro, enquanto o silicone elastomérico é mais estável em termos dimensionais[165] . No entanto, a ligação do silicone à base da prótese não é fiável a longo prazo.

Os produtos de limpeza de próteses disponíveis no mercado podem tornar áspera a superfície dos materiais de revestimento, levando à formação de biofilme e à colonização por Candida albicans[166] . Por conseguinte, a utilização prolongada de um revestimento resiliente, em comparação com um reembasamento laboratorial mais estável, deve ser acautelada.

Os materiais de revestimento de próteses são frequentemente utilizados para acomodar as alterações dos tecidos duros e moles durante os períodos de cicatrização. Quando é este o caso, a duração da necessidade de um novo revestimento da prótese é imprevisível devido à variabilidade dos tempos de cicatrização de cada paciente.

Um estudo recente realizado por Puri e colegas[167] demonstrou que os marcadores de renovação óssea conhecidos como osteocalcina sérica e telopeptídeos terminais C, que são facilmente avaliados no sangue, estavam associados a um maior número de reembasamentos entre os pacientes com próteses. Por conseguinte, no futuro, determinados marcadores biológicos podem potencialmente informar o médico sobre o momento adequado para efetuar a reavaliação laboratorial.

O ajuste, a retenção e a estabilidade da prótese são a marca registada de uma terapia de prótese completa bem sucedida. Por conseguinte, o estabelecimento de um regime de recolha e a monitorização consistente e periódica da saúde dos tecidos moles e duros são essenciais para uma terapia de prótese completa bem sucedida.

Felton e colegas[168] publicaram diretrizes para o cuidado e manutenção adequados de próteses completas. Recomenda-se que os doentes sejam devidamente informados sobre a importância dos cuidados e da manutenção das próteses.

Vários pontos-chave, como o armazenamento, a formação de biofilme, a desinfeção e a utilização de adesivos de prótese, foram descritos em pormenor.[168] Recomendou-se que o biofilme nas próteses deve ser removido todos os dias com um produto de limpeza eficaz e não abrasivo; as próteses nunca devem ser colocadas em água a ferver ou numa solução de lixívia durante mais de 10 minutos; e embora a utilização de adesivos de prótese seja útil, o período de utilização não deve exceder 6 meses e recomenda-se a avaliação do prestador de cuidados de saúde oral para verificar se existe tecido de suporte nessa altura[167] . Ensinar os doentes a reconhecer as alterações que ocorrem na sua própria boca e a regressar ao seu dentista pode evitar mais problemas e prolongar com êxito a utilização das suas próteses.

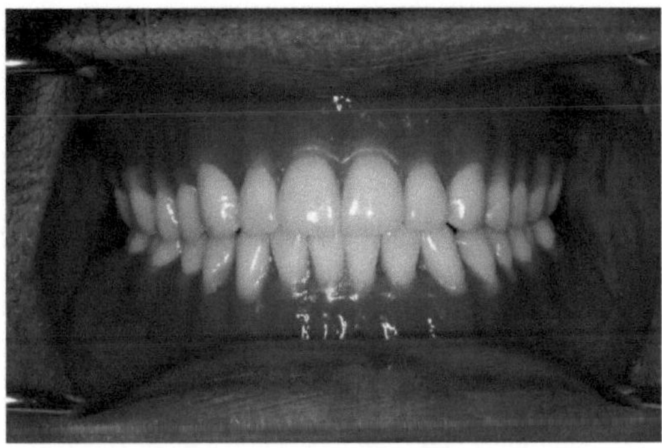

AVANÇO EM PRÓTESES COMPLETAS:

Os métodos de fabrico de próteses completas convencionais mantiveram-se inalterados nos últimos 70 anos, desde a introdução do polimetilmetacrilato em 1936 .[169]

Ao longo das décadas, a resina acrílica tem demonstrado melhorias nas suas propriedades físicas e nos processos de polimerização com a introdução de técnicas de autopolimerização, moldagem por compressão, processamento por micro-ondas e moldagem por injeção[170] . O protocolo convencional para o fabrico de próteses completas envolve uma sequência complexa de passos clínicos e laboratoriais.

Em média, este processo requer, pelo menos, cinco consultas clínicas[171-173] ; que podem consistir no registo das relações horizontais e verticais dos maxilares e na sua transferência precisa para o articulador semi-ajustável, na aprovação da estética pelo doente e nas inevitáveis visitas de ajuste pós-inserção[174-176] . Este número mínimo de consultas pode desencorajar os clínicos de oferecer reabilitação de edentulismo com próteses completas como parte dos seus serviços.

O desenho assistido por computador/fabricação assistida por computador (CAD-CAM) deu contributos significativos para a medicina dentária desde a sua introdução na década de 1980. Com o advento desta tecnologia e a sua aplicação bem sucedida no domínio da prótese maxilofacial, fixa e de implantes[177,178], a tecnologia CAD-CAM foi recentemente aplicada ao fabrico de próteses completas para simplificar os procedimentos clínicos e laboratoriais[179], e para estabelecer protocolos eficientes em termos de custos e de tempo que proporcionassem resultados favoráveis aos pacientes desdentados.

Estes avanços no fabrico digital tiveram um impacto significativo nos processos convencionais de fabrico de próteses completas. Os métodos para a construção de próteses completas utilizando a tecnologia CAD-CAM foram previamente relatados[179-183]. Estes métodos simplificam e reduzem o número de visitas do doente.

Uma revisão recente efectuada por Steinmassl e colegas[184] descreveu seis sistemas de prótese CAD-CAM diferentes disponíveis no mercado e os seus métodos de fabrico e o número de visitas necessárias ao doente[184]. A maioria das empresas descritas usa tecnologia subtrativa para fresar as próteses (por exemplo, Wieland Digital Denture, Baltic Denture System Global Dental Sciences), enquanto outras usam fabrico aditivo com impressão tridimensional (por exemplo, Dentca).

Em ambas as técnicas, a digitalização dos registos clínicos obtidos através de moldes principais ou impressões definitivas é digitalizada e permite a conceção e a fresagem da prótese monolítica ou das bases de prótese.[185,186]

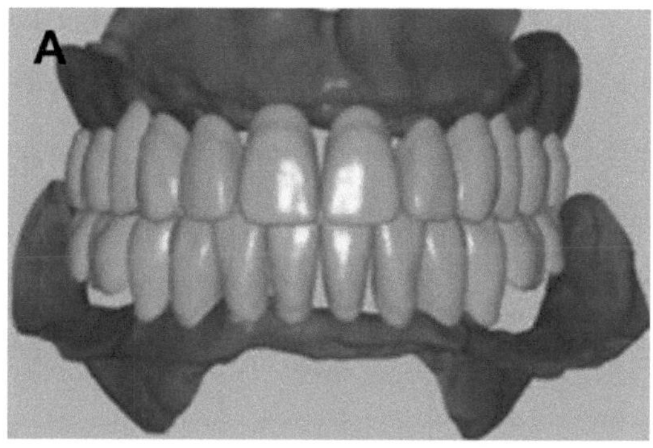

Disposição dos dentes da prótese digital. (A) Vista frontal

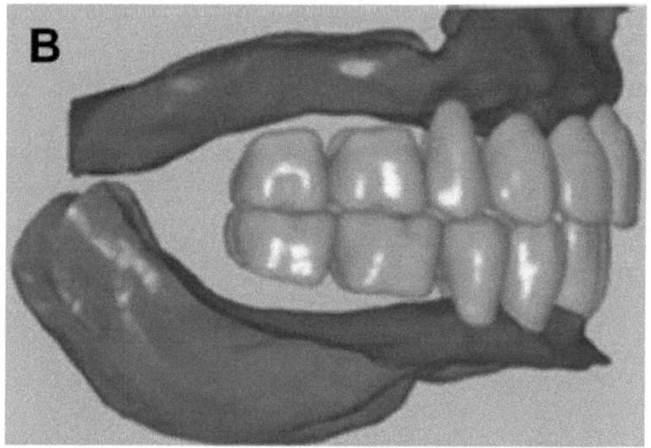

(B) Vista lateral.

O processo de fabrico subtrativo utiliza discos de resina pré-polimerizada fabricados sob calor e pressão elevados, o que supostamente resulta numa menor libertação de monómero, maior densidade e menor microporosidade e retração volumétrica da polimerização[184] . A diminuição do monómero residual e da porosidade tem sido associada a uma menor colonização microbiana nas superfícies da prótese e a uma maior biocompatibilidade com o ambiente oral, em comparação com a sua contraparte convencional.

Este método de fabrico elimina os erros do processamento convencional de próteses, que incluem o empeno da prótese, a contração volumétrica e linear, a porosidade e a fissuração .[170]

De acordo com Goodacre e colegas[181] , as próteses completas monolíticas CAD-CAM produziram a maior exatidão, reprodutibilidade e menor movimento geral dos dentes da prótese durante o fabrico, quando comparadas com outros métodos de fabrico de próteses completas. Relativamente à precisão dos sistemas CAD-CAM disponíveis, Steinmassl e colegas[184] determinaram que o sistema Ava Dent Digital Dentures apresentava a maior precisão no ajuste da prótese, quando comparado com as próteses fabricadas tradicionalmente. Ainda é necessária mais investigação sobre os resultados prospectivos a longo prazo do material da prótese, a estabilidade no ambiente oral e os resultados clínicos .[170]

A digitalização intra-oral dos tecidos edêntulos foi sugerida e tentada com resultados promissores. No entanto, a dificuldade reside no algoritmo do programa digital para reconhecer adequadamente os limites da prótese alargada devido aos movimentos funcionais e à deslocabilidade dos tecidos edêntulos .[185]

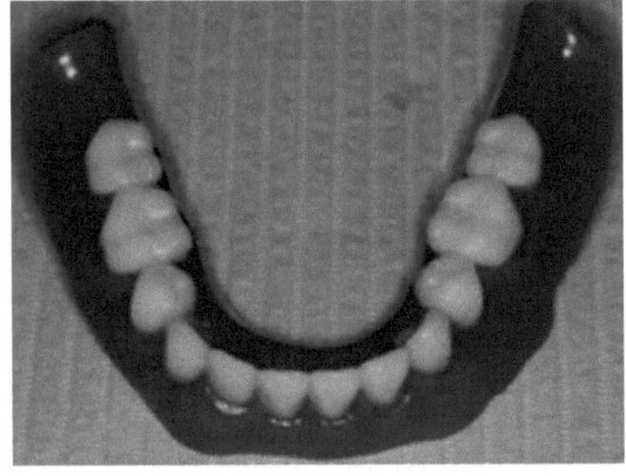

Dentadura completa fresada

Kattadiyil e colegas[148] relataram uma melhor retenção da prótese e uma redução do tempo de cadeira clínica para as próteses fresadas, em comparação com as próteses convencionais. Steinmassl e colegas[184] apoiaram estes resultados e referiram que os sistemas CAD-CAM eram capazes de reproduzir com precisão a superfície do molde mestre em comparação com os métodos tradicionais.

Bidra e colegas[180] referiram que uma das vantagens mais importantes desta tecnologia é a diminuição das consultas clínicas, uma vez que as impressões definitivas, os registos maxilomandibulares e a seleção de dentes são concluídos numa única consulta, reduzindo assim o número de visitas do doente.

A satisfação dos pacientes foi medida através de estudos de inquérito e foi determinado que os pacientes estão geralmente satisfeitos com o resultado geral do tratamento e com a experiência com as tecnologias digitais, o que sugere que, independentemente da formação e especialização do operador, este método de fabrico de próteses pode ser previsível, desde que sejam aplicados os fundamentos protéticos.[173] O "arquivo eletrónico" dos dados do paciente e da prótese para fabrico futuro tem sido outra vantagem das próteses CAD-CAM.

Bidra e colegas[180] também defenderam que as próteses completas fabricadas em CAD-CAM podem influenciar positivamente os cuidados com os pacientes, os currículos dentários e a investigação. Um estudo que inquiriu as escolas de medicina dentária dos EUA mostrou que 52% dos diretores de programas e 12% dos presidentes de restauração que preencheram o questionário referiram ter implementado esta tecnologia no seu currículo[171] . No entanto, existem preocupações crescentes devido ao elevado custo de implementação em comparação com as técnicas de fabrico tradicionais de baixo custo.

Embora a maioria dos resultados tenha sido favorável, foram comunicadas algumas complicações menores de próteses CAD-CAM com resultados estéticos fracos ou fonética alterada com as próteses, e discrepâncias com a dimensão vertical oclusal e a disposição dos dentes[148,171] . Alguns estudos relataram a realização de consultas adicionais para pequenas percentagens de pacientes, para além do que os fabricantes declararam. Saponaro e colegas[172] relataram que 17 pacientes de 48 (35,4%) necessitaram de uma consulta adicional para o seu protocolo de duas visitas. Existe uma correlação direta entre o número de ajustes pós-inserção e a satisfação dos doentes. Quanto mais baixo for o número de consultas de chamada, maior será a pontuação documentada para a satisfação do doente.[187]

Nas suas revisões sistemáticas, Kattadiyil e colegas[148,183] publicaram que a seleção cuidadosa dos pacientes parece ser crítica para o sucesso das próteses fabricadas por computador. Os autores recomendaram que os pacientes com próteses complexas devem ser tratados com precaução para evitar os custos associados à reconstrução de próteses. Embora a literatura disponível sobre próteses CAD-CAM seja escassa, este método que utiliza a tecnologia mais recente tem mostrado resultados promissores a curto prazo com material melhorado que oferece boas propriedades de ajuste, retenção e mecânicas. São necessários estudos clínicos prospectivos envolvendo pacientes edêntulos que necessitem de próteses completas CAD-CAM para melhorar os resultados centrados no paciente. É necessária mais investigação, com amostras de tamanho substancial e períodos de acompanhamento mais longos para validar o desempenho desta alternativa de tratamento.

SOBREDENTADURA RETIDA:

Com os elevados custos associados ao tratamento com implantes dentários, poupar alguns dentes para fabricar uma prótese sobredentada suportada por dentes é uma opção viável para gerir pacientes edêntulos .[188]

Carlsson em 2014[188] reiterou a perda contínua e imprevisível de osso residual após a extração e durante a utilização de uma prótese completa. Foi sugerido que não se extraísse toda a dentição remanescente, mas que se preservassem vários dentes para fabricar próteses sobrepostas para proporcionar estabilidade e retenção da prótese. Esta modalidade clássica de utilização simples dos caninos mandibulares reduzidos, selados com restaurações de amálgama, demonstrou atrasar o processo de reabsorção do rebordo oito vezes mais do que a utilização de uma prótese completa convencional na mandíbula .[189]

O feedback sensorial dos receptores periodontais e a melhoria do sistema mastigatório têm sido defendidos como uma vantagem para a utilização de próteses sobre o paciente edêntulo, em comparação com as próteses completas convencionais .[190,191]

No entanto, a necessidade adicional de tratamento antes do fabrico da prótese requer normalmente mais tempo e custos por parte do doente, e o pagamento por terceiros pode ter restrições para as sobredentaduras suportadas por dentes .[190,191]

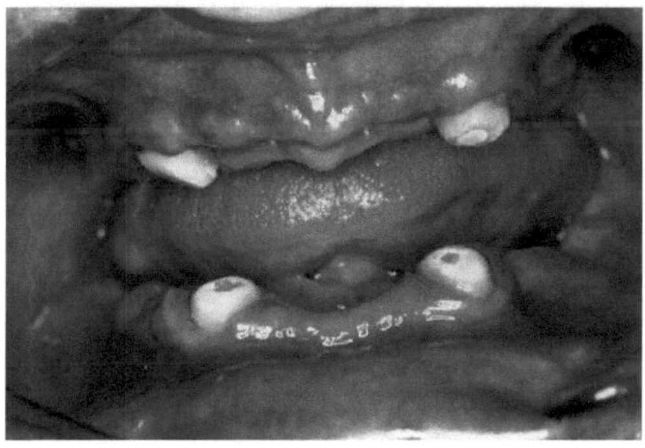

Prótese sobre dentes:

São incorporados vários sistemas de fixação nos caninos para melhorar a retenção da prótese sobredentada, tais como acessórios esféricos, localizadores, coifas telescópicas, entre outros. Vários relatos de casos documentaram a utilização destes mecanismos de retenção para proporcionar um tratamento satisfatório de pacientes edêntulos .[192-194]

As causas comuns de insucesso das próteses sobredentárias têm sido a cárie, a doença periodontal, o insucesso endodôntico e o traumatismo[190,191] . Embora a cárie e a cárie recorrente das raízes remanescentes tenham sido uma razão comum para o insucesso, tem sido defendido o uso diário de flúor para prevenir a desmineralização .[195]

Um estudo recente que examinou a remineralização das superfícies radiculares sugeriu que a combinação de dentífricos contendo fosfosilicato de cálcio com flúor pode melhorar a remineralização das superfícies radiculares.

Ettinger e Qian[196] relataram a perda de inserção de 116 dentes pilares de sobredentaduras suportadas por dentes durante um período de 42 meses. Os autores atribuíram a perda à rotação da sobredentadura em torno dos pilares no sentido vestibulolingual, especialmente para a sobredentadura mandibular. Foram recomendados protocolos rigorosos para a manutenção dos pacientes com sobredentaduras: eliminação cirúrgica de bolsas periodontais superiores a 3 mm no início do tratamento, remoção das próteses durante o sono, limpeza dos dentes pilares e das próteses pelo menos duas vezes por dia e utilização de um gel de fluoreto de sódio neutro de alta concentração (500 ppm) uma vez por dia .[197] Com um regime de recolha adequado, as sobredentaduras retidas nos dentes continuam a ser uma modalidade de tratamento eficaz para pacientes edêntulos.

CONSIDERAÇÃO DO IMPLANTE:

Os implantes dentários têm sido eficazes na minimização da taxa de reabsorção óssea. Carlsson[198] defendeu a utilização de próteses suportadas por implantes, que têm um efeito de pré-serventia óssea em vez da reabsorção óssea contínua sob uma prótese completa. Sugeriu que os implantes dentários podem até promover o crescimento ósseo. Uma comparação entre próteses convencionais e sobredentaduras com implantes sobre o efeito na reabsorção do rebordo residual mandibular posterior mostrou que houve uma redução média da altura alveolar de 1,63 mm no grupo das próteses convencionais, em comparação com 0,69 mm no grupo das sobredentaduras com implantes, ao longo de um período de 5 anos .[199]

Passaram mais de 15 anos desde o marco da Declaração de Consenso da McGill[200] que descreveu "a sobredentadura de dois implantes mandibulares como a primeira escolha padrão de cuidados para pacientes edêntulos[200] ". Feine e colegas afirmaram que, embora a sobredentadura de dois implantes tenha um custo superior ao das próteses convencionais, a diferença "não é tão grande como seria de esperar e deve ser acessível aos pacientes edêntulos".

Da mesma forma, o Consenso de York, em 2009, defendeu que a sobredentadura mandibular suportada por dois implantes deve ser o "mínimo oferecido aos pacientes edêntulos como primeira escolha de tratamento[201] ". O custo é referido como uma "barreira real percebida" para o fornecimento de próteses implanto-suportadas. Os defensores desta modalidade de tratamento justificam o custo ao longo da vida do paciente .[200]

Embora existam muitas opções de tratamento com implantes dentários para pacientes edêntulos, a utilização de implantes dentários para este grupo de pacientes pode ser diferente a nível mundial. Kronstrom e Carlsson[202] referiram, num inquérito a prostodontistas de 33 países, que menos de 20% dos seus pacientes recebiam tratamento com implantes em mandíbulas edêntulas. Os custos financeiros relacionados com as próteses implanto-suportadas foram estimados como sendo 5 a 12 vezes mais caros do que as próteses convencionais[203] . Independentemente disso, o custo inicial da terapia com implantes permanece elevado para os pacientes edêntulos e a adoção dos implantes dentários como padrão de tratamento continua a ser lenta .[201]

Tem havido um crescente número de evidências que sugerem que uma sobredentadura suportada por um único implante é uma alternativa viável à modalidade tradicional de dois implantes[204-208] . A utilização de um implante endósseo na linha média da mandíbula demonstrou ter bons resultados clínicos e um elevado nível de satisfação do paciente em comparação com a sobredentadura de dois implantes .[207,208]

Uma revisão sistemática efectuada por Nogueira e colegas referiu que, entre as publicações disponíveis, a sobredentadura mandibular de implante único relatou uma melhoria significativa no conforto, função e estabilidade da prótese mandibular após a colocação de um implante na mandíbula em 158 pacientes.

Um ensaio clínico aleatório publicado por Kern e colegas[206] demonstrou que a maioria das sobredentaduras suportadas por implantes unitários teve um elevado sucesso no protocolo de carga diferida e que a carga imediata só deve ser considerada em casos excepcionais. Embora se preconize a realização de ensaios clínicos mais controlados de maior duração e com amostras de maior dimensão,[207] esta modalidade parece ter um potencial realista para se tornar o "novo" padrão mínimo de cuidados para pacientes edêntulos e para a substituição da dentição.

Com o sucesso a longo prazo da prótese completa fixa implanto-suportada de arcada completa suportada por quatro a seis implantes[209] , os pacientes com dentições deficientes podem ser reabilitados utilizando próteses com aspeto, toque e desempenho semelhantes aos da dentição natural.

Uma revisão efectuada por Goodacre e Goodacre[209] discutiu vários resultados comparando próteses de implante fixas versus próteses de implante removíveis de arcada completa. As variáveis analisadas foram a sobrevivência do implante e da prótese, manutenção da prótese/complicações, alterações ósseas, satisfação do paciente/qualidade de vida, custo-efetividade e desempenho mastigatório. Apesar de uma modalidade apresentar vantagens em relação à outra em alguns dos factores investigados, a sobrevivência dos implantes, a satisfação do paciente e o desempenho mastigatório foram comparáveis.

O custo das próteses fixas completas suportadas por implantes como modalidade de tratamento é significativamente elevado. Os clínicos investigaram a utilização de um menor número de implantes por arcada com grande sucesso .[210-214]

Malo' e colegas[210] relataram uma taxa de sobrevivência cumulativa dos implantes de 95,4% e uma sobrevivência protética de 99,7% após 7 anos de serviço de próteses fixas suportadas por implantes, utilizando o conceito de tratamento All-on-4. O sucesso desta técnica baseia-se no comprimento e na distribuição dos implantes, o que proporciona uma ampla dispersão da força funcional que actua sobre os implantes e o osso.

O conceito de utilizar apenas três implantes foi introduzido como o protocolo Branemark Novum no início de 2000[212-214] . Este método utilizou uma subestrutura de titânio pré-formada que orientou a colocação do implante numa mandíbula edêntula e serviu como barra primária. De seguida, uma subestrutura secundária de titânio pré-fabricada foi utilizada para criar a prótese definitiva utilizando dentes de acrílico e polimetilmetacrilato, o que permitiu a colocação da prótese no mesmo dia[214] . Clinicamente, este método mostrou 93% a 95% de sobrevivência do implante e 99% de sobrevivência da prótese ao longo de 5 anos .[213]

Este conceito foi recentemente reintroduzido como Trefoil da Nobel Biocare[215] e ganhou destaque por ser capaz de oferecer próteses implanto-suportadas de arcada completa a um custo inferior com menos implantes. De acordo com o fabricante, através da tecnologia CAD-CAM, a barra pré-fabricada foi concebida anatomicamente para se adaptar à arcada mandibular e melhorou o encaixe passivo através de uma articulação adaptativa que tem em conta os desvios horizontais, verticais e angulares .[215] Com a utilização de tomografia computorizada de feixe cónico e planeamento digital, o resultado pode ser mais favorável do que a geração anterior.

Independentemente do tipo de prótese, os implantes dentários são capazes de melhorar os resultados da reabilitação protética de pacientes edêntulos e mudar verdadeiramente as suas vidas. Devem ser exploradas formas de utilizar esta tecnologia para que mais indivíduos desdentados sejam tratados de forma mais global.

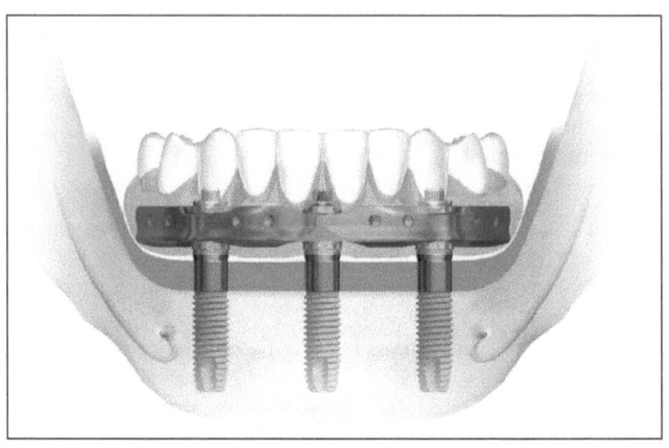

Utilização de três implantes para uma prótese completa fixa de arcada completa

REFERÊNCIAS:

1. George Zarb, John A. Hobkirk, Steven E. Eckert. Tratamento protético para pacientes edêntulos. 13ª Edição. 2004. 1-2

2. V Rangarajan, TV Padmanabhan. Livro de Texto de Dentisteria Protética. 2ª EDIÇÃO. 2017. 3-5.

3. McGarry TJ, Nimmo A, Skiba JF, Ahlstrom RH, Smith CR, Koumjian JH. Sistema de classificação para edentulismo completo. O Colégio Americano de Dentisteria Protética. J Prosthodont 1999;8(1):27-39.

4. McGarry TJ, Nimmo A, Skiba JF, Ahlstrom RH, Smith CR, Koumjian JH, Arbree NS. Sistema de classificação para edentulismo parcial. J Prosthodont 2002;11(3):181-93.

5. Emami E, de Souza RF, Kabawat M, Feine JS. O impacto do edentulismo na saúde oral e geral. Int J Dent 2013.

6. Al-Rafee MA. A epidemiologia do edentulismo e os factores associados: Uma revisão da literatura. J Family Med Prim Care 2020;9(4):1841-3.

7. McGarry TJ, Nimmo A, Skiba JF, Ahlstrom RH, Smith CR, Koumjian JH. Sistema de classificação para edentulismo completo. O Colégio Americano de Dentisteria Protética. J Prosthodont 1999;8(1):27-39.

8. Douglass CW, Shih A, Ostry L. Haverá necessidade de próteses completas nos Estados Unidos em 2020? J Prosthet Dent 2002;87(1):5-8.

9. Millar WJ, Locker D. Edentulismo e uso de dentaduras. Health Rep 2005;17(1): 55-8.

10. Muller F, Naharro M, Carlsson GE. Qual é a prevalência e incidência da perda de dentes na população adulta e idosa na Europa? Clin Oral Implants Res 2007;18(3):2-14.

11. Slade GD, Akinkugbe AA, Sanders AE. Projecções da prevalência do edentulismo nos EUA após 5 décadas de declínio. J Dent Res 2014;93(10):959-65.

12. Canadá CH. Relatório de síntese sobre as conclusões da componente de saúde oral do inquérito canadiano sobre medidas de saúde, 20072009. Ministério da Saúde do Canadá 2010.

13. Moreira R. Perda dentária -em adultos e idosos no Brasil: A influência de caraterísticas individuais, contextuais e geográficas. BMC Oral Health 2020;20(1):73.

14. Peltzer K, Hewlett S, Yawson AE, Moynihan P, Preet R, Wu F, Guo G, Arokiasamy P, Snodgrass JJ, Chatterji S, Engelstad ME, Kowal P. Prevalência da perda de todos os dentes (edentulismo) e factores associados em adultos mais velhos na China, Gana, Índia, México, Rússia e África do Sul. Int J Environ Res Public Health 2014;11(11):118-24.

15. Osterberg T, Carlsson GE, Sundh V. Trends and prognoses of dental status in the Swedish population: analysis based on interviews in 1975 to 1997 by Statistics Sweden. Ata Odontol Scand 2000;58(4):177-82.

16. Zitzmann NU, Marinello CP, Zemp E, Kessler P, Ackermann-Liebrich U. Zahnverlust, prothetische Versorgung und zahnärztliche Inanspruchnahme in der Schweiz [Perda de dentes, restaurações dentárias e assistência dentária na Suíça]. Schweiz Monatsschr Zahnmed 2001;111(11):1288-94.

17. Pengpid S, Peltzer K. A prevalência de edentulismo e os seus factores relacionados na Indonésia, 2014/15. BMC Oral Health 2018;18(1):118.

18. Hull PS, Worthington HV, Clerehugh V, Tsirba R, Davies RM, Clarkson JE. As razões para extracções dentárias em adultos e a sua validação. J Dent 1997;25(3):233-7.

19. Chrysanthakopoulos NA. Istraživanje o razlozima ekstrakcije zuba kod odrasle populacije u Grčkoj. Ata Stomatol Croat 2011;45:1109-.

20. Alaboudi AK, Aboalshamat KT, Mahfouz A, Alobodi A, Abualfaraj A. Razões para a extração de dentes em hospitais governamentais na cidade de Madinah, Arábia Saudita. IOSR Journal of Dental and Medical Sciences 2016;15:-15.

21. Mack F, Mundt T, Budtz-Jørgensen E, Mojon P, Schwahn C, Bernhardt O, Gesch D, John U, Biffar R. Estado da prótese dentária entre os adultos idosos na Pomerânia, relacionado com o rendimento, nível de educação e saúde geral (resultados do Estudo de Saúde na Pomerânia, SHIP). Int J Prosthodont 2003;16(3): 313-8.

22. Eklund SA, Burt BA. Factores de risco para a perda total de dentes nos Estados Unidos; análise longitudinal de dados nacionais. J Public Health Dent 1994;54(1):5-14.

23. Al Hamdan E, Fahmy MM. Factores socioeconómicos e edentulismo completo para pacientes do sexo feminino na King Saud University, Riyadh, Arábia Saudita. Tanta Dent J. 2014;11:16973-.

24. Makhviladze G. Evaluation of edentulism, influence of socioeconomic-, behavioural factors and general health on prosthetic status of adult population (Avaliação do edentulismo, influência de -factores socioeconómicos-, comportamentais e de -saúde geral no estado protésico da população adulta). Eur Sci J 2015;2:23343-.

25. Pengpid S, Peltzer K. A prevalência de edentulismo e os seus factores relacionados na Indonésia, 2014/15. BMC Oral Health 2018;18(1):118.

26. Eklund SA, Burt BA. Factores de risco para a perda total de dentes nos Estados Unidos; análise longitudinal de dados nacionais. J Public Health Dent 1994;54(1):5-14.

27. Dietrich T, Walter C, Oluwagbemigun K, Bergmann M, Pischon T, Pischon N, Boeing H. Tabagismo, Cessação do Tabagismo e Risco de Perda de Dentes: O Estudo EPIC-Potsdam. J Dent Res 2015;94(10):1369-75.

28. Jeyapalan V, Krishnan CS. Edentulismo parcial e sua correlação com idade, sexo, status socioeconômico e incidência de várias classes de Kennedy - uma revisão da literatura. J Clin Diagn Res 2015;9(6):14-7.
29. Khazaei S, Firouzei MS, Sadeghpour S, Jahangiri P, Savabi O, Keshteli AH, Adibi P. Edentulismo e perda de dentes no Irão: Revisão Sistemática SEPAHAN n.º 6. Int J Prev Med 2012;3(1):42-7.
30. Nações U. Envelhecimento da população mundial. 2015.
31. Thompson GW, Kreisel PS. O impacto da demografia do envelhecimento e da condição edêntula nos serviços de cuidados dentários. J Prosthet Dent 1998;79(1): 56-9.
32. Tallgren A. A redução contínua dos rebordos alveolares residuais em utilizadores de próteses completas: um estudo longitudinal misto abrangendo 25 anos. J Prosthet Dent 1972;27(2):120-32.
33. Allen PF, McMillan AS. Uma revisão dos resultados funcionais e psicossociais da desdentação tratada com próteses de substituição completas. J Can Dent Assoc 2003;69(10):662.
34. Tallgren A, Lang BR, Miller RL. Estudo longitudinal das alterações do perfil dos tecidos moles em pacientes que recebem próteses completas imediatas. Int J Prosthodont 1991;4(1):9-16.
35. Biomecânica e implicações clínicas do estado de desdentação completa. Lalit Kumar. Jornal de Gerontologia Clínica e Geriatria 2014;5:101-4.
36. Gotfredsen K, Walls AW. Que dentição assegura a função oral? Clin Oral Implants Res 2007;18(3):34-45.
37. Michael CG, Javid NS, Colaizzi FA, Gibbs CH. Força de mordida e forças de mastigação em utilizadores de próteses completas. J Prosthet Dent 1990;63(5):549-53.

38. Van Kampen FM, van der Bilt A, Cune MS, Fontijn-Tekamp FA, Bosman F. Masticatory function with implant-supported overdentures J Dent Res. 2004; 83(9):708-11.

39. Bhoyar PS, Godbole SR, Thombare RU, Pakhan AJ. Efeito do edentulismo completo na espessura do músculo masseter e alterações após a reabilitação da prótese completa: um estudo ultrassonográfico. J Investig Clin Dent 2012;3(1): 45-50.

40. Tsakos G, Herrick K, Sheiham A, Watt RG. Edentulismo e ingestão de frutas e vegetais em adultos com baixos rendimentos. J Dent Res 2010;89(5):462 7.

41. MacEntee MI, Glick N, Stolar E. Idade, género, dentaduras e distúrbios da mucosa oral. Oral Dis 1998;4(1):32-6.

42. Jainkittivong A, Aneksuk V, Langlais RP. Lesões da mucosa oral em utilizadores de próteses dentárias. Gerodontology 2010;27(1):26-32.

43. D. Felton, L. Cooper, I. Duqum et al. Linhas de orientação baseadas em evidências para o cuidado e manutenção de próteses completas: uma publicação do American College of Prosthodontists. Journal of the American Dental Association 2011;142(1), 1-12.

44. Jainkittivong A, Aneksuk V, Langlais RP. Condições da mucosa oral em pacientes dentários idosos. Oral Dis 2002;8(4):218-23.

45. MacEntee MI, Stolar E, Glick N. Influence of age and gender on oral health and related behaviour in an independent elderly population (Influência da idade e do género na saúde oral e comportamentos relacionados numa população idosa independente). Community Dent Oral Epidemiol 1993;21(4):234-9.

46. Blanchet PJ, Rompré PH, Lavigne GJ, Lamarche C. Discinesia oral: uma visão clínica. Int J Prosthodont 2005;18(1):10 9.

47. Girard P, Monette C, Normandeau L, Pampoulova T, Rompré PH, de Grandmont P, Blanchet PJ. Contribuição do estado orodentário para a intensidade da discinesia tardia orofacial: uma avaliação interdisciplinar e baseada em vídeo. J Psychiatr Res 2012;46(5):684-7.

48. Chou HY, Satpute D, Müftü A, Mukundan S, Müftü S. Influência da mastigação e do edentulismo na densidade óssea mandibular. Métodos computacionais Biomech Biomed Engin 2013;20.

49. Rues S, Lenz J, Türp JC, Schweizerhof K, Schindler HJ. Forças e mecanismos de controlo motor durante a mordedura numa oclusão experimental realisticamente equilibrada. Arch Oral Biol 2008;53(12):1119-28.

50. Yamamoto H, Furuya J, Tamada Y, Kondo H. Impacto do uso de próteses completas no transporte de bolus durante a alimentação em idosos desdentados. J Oral Rehabil 2013;40(12):923-31.

51. Zarb GA, Bolender CL. Tratamento protético para pacientes edêntulos. 13th Edição 2004. 427-37.

52. Watt DM, Likeman PR. Alterações morfológicas na área de suporte da prótese após a extração dos dentes maxilares. Br Dent J 1974;136(6):225-35.

53. Divaris K, Ntounis A, Marinis A, Polyzois G, Polychronopoulou A. Perda de dentição natural: efeitos a vários níveis numa população geriátrica. Gerodontology 2012;29(2):192-9.

54. Fontijn-Tekamp FA, Slagter AP, Van Der Bilt A, Van 'T Hof MA, Witter DJ, Kalk W, Jansen JA. Morder e mastigar em sobredentaduras, próteses totais e dentições naturais. J Dent Res 2000;79(7):1519-24.

55. Cosme DC, Baldisserotto SM, Canabarro Sde A, Shinkai RS. Bruxismo e força máxima de mordida voluntária em adultos jovens dentados. Int J Prosthodont 2005;18(4):328-32.

56. Panchbhai AS. Estimativa quantitativa das alturas verticais dos ossos maxilares maxilares e mandibulares em indivíduos idosos dentados e edêntulos. Spec Care Dentist 2013;33(2):62-9.

57. Zhao K, Mai QQ, Wang XD, Yang W, Zhao L. Desenhos oclusais na capacidade mastigatória e satisfação do paciente com a prótese completa: uma revisão sistemática. J Prosthet Dent 2013;41(11):1036-42.

58. Chhabra A, Chhabra N, Makkar S, Sharma A. A questão controversa da relação cêntrica: uma perspetiva dentária histórica e atual? Minerva Stomatol 2011;60(10):543-9.

59. Dawson PE. Um sistema de classificação para oclusões que relaciona a intercuspidação máxima com a posição e condição das articulações temporomandibulares. J Prosthet Dent 1996;75(1):60-6.

60. Waysenson B, Salomon J. Registos tridimensionais de envelopes de movimento relacionados com movimentos mandibulares. J Prosthet Dent 1977;38(1):52-60.

61. Postic SD, Krstić MS, Teodosijevic MV. Um estudo comparativo dos ciclos mastigatórios de indivíduos dentados e portadores de dentaduras. Int J Prosthodont 1992;5(3):244-56.

62. Itro A, Difalco P, Urciuolo V, Diomajuta A, Corzo L. A restauração estética e funcional no caso de edentulismo parcial em pacientes jovens. Minerva Stomatol 2005;54(5):281-92.

63. Friedman N, Landesman HM, Wexler M. The influences of fear, anxiety, and depression on the patient's adaptive responses to complete dentures. Parte I. J Prosthet Dent 1987;58(6):687-9.

64. Patil MS, Patil SB. Paciente geriátrico - considerações psicológicas e emocionais durante o tratamento dentário. Gerodontologia 2009;26(1):72-7.

65. Vaishnavi Rajaraman, Padma Ariga, M. Dhanraj, Ashish R. Jain. Efeito do edentulismo na saúde geral e na qualidade de vida. Drug Invention Today 2018;10(4):549-3.

66. Hung HC, Colditz G, Joshipura KJ. The association between tooth loss and the self-reported intake of selected CVD-related nutrients and foods among US women. Community Dent Oral Epidemiology 2005;33(3):167-73.

67. Abnet CC, Qiao YL, Dawsey SM, Dong ZW, Taylor PR, Mark SD. A perda de dentes está associada a um risco acrescido de morte total e morte por cancro gastrointestinal superior, doença cardíaca e acidente vascular cerebral numa coorte chinesa de base populacional. International Journal of Epidemiology 2005;34(2):467-74.

68. Sierpinska T, Golebiewska M, Dlugosz J, Kemona A, Laszewicz W. Ligação entre a eficiência mastigatória e as alterações patomorfológicas na mucosa gástrica. Quintessence International 2007;38(1):31-7.

69. Stolzenberg-Solomon RZ, Dodd KW, Blaser MJ, Virtamo J, Taylor PR, Albanes D. Tooth loss, pancreatic cancer, and Helicobacter pylori. American Journal of Clinical Nutrition 2003;78(1):176-81.

70. Cleary TJ, Hutton JE. Uma avaliação da associação entre edentulismo funcional, obesidade e NIDDM. Diabetes Care 1995;18(7):1007-9.

71. Medina-Solís CE, Pérez-Núñez R, Maupomé G, Casanova-Rosado JF. Edentulismo entre adultos mexicanos com 35 anos ou mais e factores associados. American Journal of Public Health 2006;96(9):1578-81.

72. Völzke H, Schwahn C, Hummel A, Wolff B, Kleine V, Robinson DM, Dahm JB, Felix SB, John U, Kocher T. Tooth loss is independently associated with the risk of acquired aortic valve sclerosis. American Heart Journal 2005;150(6):1198-203.

73. Takata Y, Ansai T, Matsumura K, Awano S, Hamasaki T, Sonoki K, Kusaba A, Akifusa S, Takehara T. Relação entre perda dentária e anomalias electrocardiográficas em octogenários. J Prosthet Dent 2001;80(7):1648-52.

74. Okoro CA, Balluz LS, Eke PI, Ajani UA, Strine TW, Town M, Mensah GA, Mokdad AH. Perda de dentes e doenças cardíacas: resultados do Sistema de Vigilância de Factores de Risco Comportamental. Jornal Americano de Medicina Preventiva 2005; 29(5):50-6.

75. Holmlund A, Holm G, Lind L. O número de dentes como fator de previsão da mortalidade cardiovascular numa coorte de 7.674 indivíduos seguidos durante 12 anos. Journal of Periodontology 2010;81(6):870-6.

76. Mollaoglu N, Alpar R. O efeito do perfil dentário nas funções diárias dos idosos. Clinical Oral Investigations 2005;9(3):137-40.

77. Mack F, Schwahn C, Feine JS, Mundt T, Bernhardt O, John U, Kocher PT, Biffar R. O impacto da perda dentária na saúde geral relacionada com a qualidade de vida entre os idosos da Pomerânia: resultados do estudo da saúde na Pomerânia (SHIP-O). Int J Prosthodont 2005;18(5):414-9.

78. Fisher MA, Taylor GW, Shelton BJ, Jamerson KA, Rahman M, Ojo AO, Sehgal AR. Doença periodontal e outros factores de risco não tradicionais para a DRC. American Journal of Kidney Diseases 2008;51(1):45-52.

79. Bucca C, Cicolin A, Brussino L, Arienti A, Graziano A, Erovigni F, Pera P, Gai V, Mutani R, Preti G, Rolla G, Carossa S. Tooth loss and obstructive sleep apnoea. Respiratory Research 2006;7(1):8.

80. Kandelman D, Petersen PE, Ueda H. Saúde oral, saúde geral e qualidade de vida em pessoas idosas. Cuidados Especiais em Medicina Dentária 2008;28(6):224-36.

81. Ritchie CS, Joshipura K, Hung HC, Douglass CW. A nutrição como mediador na relação entre doença oral e sistémica: associações entre medidas específicas da saúde oral do adulto e resultados nutricionais. Revisões Críticas em Biologia Oral e Medicina 2002;13(3):291-300.

82. R. Touger-Decker, D. Sirois, e C. C. Mobley, Eds., Nutrition and Oral Medicine, Humana Press, Totowa, NJ, EUA 2005.

83. Walls AW, Steele JG. A relação entre saúde oral e nutrição em pessoas idosas. Mechanisms of Ageing and Development 2004;125(12):853-7.

84. W. F. Nieuwenhuizen, H. Weenen, P. Rigby, e M. M. Het herington. Adultos mais velhos e pacientes que necessitam de apoio nutricional: revisão das opções de tratamento actuais e factores que influenciam a ingestão nutricional. Clinical Nutrition 2010; 29(2):160-9.

85. Sheiham A, Steele JG, Marcenes W, Lowe C, Finch S, Bates CJ, Prentice A, Walls AW. The relationship among dental status, nutrient intake, and nutritional status in older people. Journal of Dental Research 2001;80(2): 408-13.

86. Nowjack-Raymer RE, Sheiham A. Números de dentes naturais, dieta e estado nutricional em adultos norte-americanos. Journal of Dental Research 2007;86(12): 1171-5.

87. De Marchi RJ, Hugo FN, Padilha DM, Hilgert JB, Machado DB, Durgante PC, Antunes MT. Edentulismo, uso de prótese dentária e consumo de frutas e hortaliças em idosos da comunidade sul-brasileira. Jornal de Reabilitação Oral 2011;38(7):533-40.

88. Locker D. The burden of oral disorders in a population of older adults. Community Dental Health Journal 1992;9(2):109-24.

89. Hutton B, Feine J, Morais J. Existe uma associação entre o edentulismo e o estado nutricional? Jornal da Associação Dentária do Canadá 2002;68(3):182-7.

90. Prakash N, Kalavathy N, Sridevi J, Premnath K. Avaliação do estado nutricional em utilizadores de próteses completas. Gerodontology 2012;29(3):224-30

91. Moynihan P, Petersen PE. Diet, nutrition and the prevention of dental diseases (Dieta, nutrição e prevenção de doenças dentárias). Nutrição em Saúde Pública 2004;7(1A):201-26.

92. Joshipura KJ, Willett WC, Douglass CW. The impact of edentulousness on food and nutrient intake (O impacto da desdentação na ingestão de alimentos e nutrientes). Journal of American Dental Association 1996; 127(4):459-67.

93. Lowe G, Woodward M, Rumley A, Morrison C, Tunstall-Pedoe H, Stephen K. Total tooth loss and prevalent cardiovascular disease in men and women: possible roles of citrus fruit consumption, vitamin C, and inflammatory and thrombotic variables. J Clin Epidemiology 2003;56(7):694-700.

94. Lee JS, Weyant RJ, Corby P, Kritchevsky SB, Harris TB, Rooks R, Rubin SM, Newman AB. Edentulism and nutritional status in a biracial sample of well-functioning, community-dwelling elderly: the health, aging, and body composition study. Am J Clin Nutr. 2004;79(2):295-302.

95. Hilgert JB, Hugo FN, de Sousa Mda L, Bozzetti MC. Condição bucal e sua associação com a obesidade em idosos do sul do Brasil. Gerodontology 2009;26(1):46-52.

96. Torres LH, da Silva DD, Neri AL, Hilgert JB, Hugo FN, Sousa ML. Associação entre baixo peso e sobrepeso/obesidade com a saúde bucal entre idosos brasileiros que vivem de forma independente. Nutrição 2013;29(1):152-7.

97. Sebring NG, Guckes AD, Li SH, McCarthy GR. Adequação nutricional da ingestão relatada de indivíduos edêntulos tratados com novas próteses mandibulares convencionais ou suportadas por implantes. J Prosthet Dent 1995;74(4):358-63.

98. Shinkai RS, Hatch JP, Sakai S, Mobley CC, Saunders MJ, Rugh JD. Função oral e qualidade da dieta numa amostra baseada na comunidade. J Dent Res. 2001; 80(7):1625-30.

99. Popkin BM, Siega-Riz AM, Haines PS. A comparison of dietary trends among racial and socioeconomic groups in the United States (Uma comparação das tendências alimentares entre grupos raciais e socioeconómicos nos Estados Unidos). N Engl J Med 1996; 335(10):716-20.

100. Bromfield S, Muntner P. High blood pressure: the leading global burden of disease risk fator and the need for worldwide prevention programs. Curr Hypertension Rep 2013;15(3):134-6.

101. Holm-Pedersen P, Schultz-Larsen K, Christiansen N, Avlund K. Tooth loss and subsequent disability and mortality in old age. J Am Geriatric Soc 2008; 56(3):429-35.

102. Osterberg T, Carlsson GE, Sundh V, Mellström D. Número de dentes - um fator de previsão da mortalidade em indivíduos com 70 anos de idade. Community Dent Oral Epidemiology 2008;36(3):258-68.

103. Brown DW. O edentulismo completo antes dos 65 anos de idade está associado à mortalidade por todas as causas. J Public Health Dent 2009;69(4):260-6.

104. Shimazaki Y, Soh I, Saito T, Yamashita Y, Koga T, Miyazaki H, Takehara T. Influência do estado da dentição na incapacidade física, deficiência mental e mortalidade em idosos institucionalizados. J Dent Res 2001;80(1):340-5.

105. Tyrovolas S, Koyanagi A, Panagiotakos DB, Haro JM, Kassebaum NJ, Chrepa V, Kotsakis GA. Prevalência populacional de edentulismo e sua associação com depressão e saúde autoavaliada. Sci Rep 2016;6:370-6.

106. Lauren Berard, candidata a DMD e Miou Zhou, PhD. O Impacto do Edentulismo e da Periodontite na Cognição. Jornal da Associação Dentária da Califórnia 2024;52(1):1-10.

107. Dominy SS, Lynch C, Ermini F, et al. Porphyromonas gingivalis em cérebros com doença de Alzheimer: evidência de causalidade da doença e tratamento com inibidores de pequenas moléculas. Sci Adv 2019;5(1).

108. Yoshida A, Moritani M, Nagase Y, Bae YC. Projeção e conetividade sináptica dos neurónios do núcleo mesencefálico do trigémeo que controlam os reflexos da mandíbula. J Oral Sci 2017;59(2):177-182.

109. Klineberg I, Murray G. Osseopercepção: função sensorial e propriocepção. Adv Dent Res 1999;13:120-9.

110. Emami E, de Souza RF, Kabawat M, Feine JS. O impacto do edentulismo na saúde oral e geral. Int J Dent 2013;82(3):49-54.

111. Nowjack-Raymer RE, Sheiham A. Association of edentulism and diet and nutrition in US adults (Associação de edentulismo e dieta e nutrição em adultos americanos). J Dent Res 2003;82(2):123-6.

112. Sheiham A, Steele JG, Marcenes W, Lowe C, Finch S, Bates CJ, Prentice A, Walls AW. The relationship among dental status, nutrient intake, and nutritional status in older people. J Dent Res 2001;80(2):408-13.

113. Choi SE, Mo E, Palmer N, Fox K, Da Silva JD, Nagai S, Barrow JR. Cognitive impairment and edentulism among older adults: an observational study using claims data. BMC Geriatric 2022;22(1):278.

114. Galindo-Moreno P, Lopez-Chaichio L, Padial-Molina M, Avila-Ortiz G, O'Valle F, Ravida A, Catena A. O impacto da perda dentária na função cognitiva. Clin Oral Investig 2022;26(4):3493-500.

115. Miranda Lde P, Silveira MF, Oliveira TL, Alves SF, Júnior HM, Batista AU, Bonan PR. Comprometimento cognitivo, Mini Exame do Estado Mental e variáveis sociodemográficas e odontológicas em idosos no Brasil. Gerodontology 2012;29(2):34-40.

116. Li J, Xu H, Pan W, Wu B. Associação entre perda dentária e declínio cognitivo: Um estudo longitudinal de 13 anos em idosos chineses. PLoS One 2017;12(2):1-12.

117. Norris D, Clark MS, Shipley S. O Exame do Estado Mental. Am Fam Physician 2016;94(8):635-41.

118. Okamoto N, Morikawa M, Okamoto K, et al. A perda de dentes está associada a uma ligeira perturbação da memória nos idosos: o estudo Fujiwara-kyo. Brain Res 2010;13(4):68-75.

119. Del Brutto OH, Gardener H, Del Brutto VJ, Maestre GE, Zambrano M, Montenegro JE, Wright CB. O edentulismo está associado a um pior desempenho cognitivo em idosos que vivem na comunidade na zona rural do Equador: resultados do projeto Atahualpa. J Community Health 2014;39(6):1097-100.

120. Hamasha AA, Hand JS, Levy SM. Condições médicas associadas à falta de dentes e edentulismo em idosos institucionalizados. Spec Care Dentist 1998;18(3):123-7.

121. Paunio K, Impivaara O, Tiekso J, Mäki J. Falta de dentes e doença cardíaca isquémica em homens com idades compreendidas entre os 45 e os 64 anos. Eur Heart J 1993;14:54-6.

122. Joshipura KJ, Rimm EB, Douglass CW, Trichopoulos D, Ascherio A, Willett WC. Saúde oral deficiente e doença coronária. J Dent Res 1996;75(9):

1631-6.

123. Beck J, Garcia R, Heiss G, Vokonas PS, Offenbacher S. Doença periodontal e doença cardiovascular. J Periodontol 1996;67(10):1123-37.

124. K. C. Calman. Qualidade de vida em doentes com cancro - uma hipótese. Journal of Medical Ethics 1984;10:124-7.

125. Allison PJ, Locker D, Feine JS. Qualidade de vida: uma construção dinâmica. Soc Sci Med 1997;45(2):221-30.

126. Heydecke G, Tedesco LA, Kowalski C, Inglehart MR. As próteses completas e a qualidade de vida relacionada com a saúde oral - os estilos de lidar com a situação são importantes? Community Dent Oral Epidemiol 2004;32(4):297-306.

127. Locker D. Oral health and quality of life (Saúde oral e qualidade de vida). Oral Health Prev Dent 2004;2(1):247-53.

128. Brennan DS, Spencer AJ. Dimensões da qualidade de vida relacionada com a saúde oral medidas pelo EQ-5D+ e OHIP-14. Health Qual Life Outcomes 2004;2:35.

129. Awad MA, Locker D, Korner-Bitensky N, Feine JS. Medir o efeito da reabilitação com implantes intra-orais na qualidade de vida relacionada com a saúde num ensaio clínico controlado e aleatório. J Dent Res 2000;79(9):1659-63.

130. Buck D, Newton JT. Non-clinical outcome measures in dentistry: publishing trends 1988-98. Community Dent Oral Epidemiol 2001;29(1):2-8.

131. D. Heydecke G, Klemetti E, Awad MA, Lund JP, Feine JS. Relação entre a avaliação protética e as classificações dos pacientes de próteses mandibulares convencionais e de implantes. Int J Prosthodont 2003;16(3):307-12.

132. Locker D, Slade G. Associação entre indicadores clínicos e subjectivos do estado de saúde oral numa população adulta mais velha. Gerodontologia 1994;11(2): 108-14.

133. Hugo FN, Hilgert JB, de Sousa Mda L, Cury JA. Condição bucal e sua associação com a qualidade de vida geral em idosos sul-brasileiros independentes. Community Dent Oral Epidemiol 2009;37(3):231-40.

134. Nitschke I, Müller F. The impact of oral health on the quality of life in the elderly (O impacto da saúde oral na qualidade de vida dos idosos). Oral Health Prev Dent 2004;2(1):271-5.

135. Heydecke G, Thomason JM, Lund JP, Feine JS. O impacto das próteses convencionais e implanto-suportadas nas actividades sociais e sexuais em adultos desdentados Resultados de um ensaio aleatório 2 meses após o tratamento. J Dent 2005;33(8):649-57.

136. Naik AV, Pai RC. Estudo dos efeitos emocionais da perda de dentes numa comunidade envelhecida do norte da Índia. ISRN Dent 2011:395498.

137. S. M. Rodrigues, A. C. Oliveira, A. M. Vargas, A. N. Moreira, e E. F. E. Ferreira. Implicações do edentulismo na qualidade de vida entre idosos. International Journal of Environmental Research and Public Health 2012; 9(1):100-109.

138. Fiske J, Davis DM, Frances C, Gelbier S. Os efeitos emocionais da perda de dentes em pessoas desdentadas. Br Dent J 1998;184(2):90-3

139. Jones JA, Orner MB, Spiro A 3rd, Kressin NR. Perda de dentes e próteses: perspectivas dos pacientes. Int Dent J 2003;53(5):327-34.

140. Hämäläinen P, Meurman JH, Keskinen M, Heikkinen E. Relationship between dental health and 10-year mortality in a cohort of community-dwelling elderly people. Eur J Oral Sci 2003;111(4):291-6.

141. Shimazaki Y, Soh I, Saito T, Yamashita Y, Koga T, Miyazaki H, Takehara T. Influência do estado da dentição na incapacidade física, deficiência mental e mortalidade em idosos institucionalizados. J Dent Res 2001;80(1):340-5.

142. Müller F, Naharro M, Carlsson GE. Qual é a prevalência e incidência da perda de dentes na população adulta e idosa na Europa? Clin Oral Implants Res 2007;18(3):2-14.

143. Organização Mundial de Saúde (OMS). Oral health in ageing societies: integration of oral health and general health: report of a meeting convocada no Centro de Desenvolvimento da Saúde da OMS em Kobe, Japão 2006:1-3.

144. Holm-Pedersen P, Schultz-Larsen K, Christiansen N, Avlund K. Tooth loss and subsequent disability and mortality in old age. J Am Geriatr Soc 2008; 56(3):429-35.

145. Nizel, A. E. Nutrition in Clinical Dentistry, Philadelphia 1960:383-91.

146. Barone JV. Nutrição de pacientes edêntulos. J Prosthet Dent 1965;15(5): 804-9.

147. Bandodkar K, Aras M. Nutrição para pacientes geriátricos com prótese dentária. Jornal da Sociedade Indiana de Dentisteria Protética 2006;6(1):22.

148. Kattadiyil MT, AlHelal A, Goodacre BJ. Complicações clínicas e avaliações de qualidade com próteses completas fabricadas por computador: uma revisão sistemática. J Prosthet Dent 2017;117(6):721-8.

149. Critchlow SB, Ellis JS. Indicadores de prognóstico para a terapia de prótese total convencional: uma revisão da literatura. J Dent 2010;38(1):2-9.

150. Atwood DA. Alguns factores clínicos relacionados com a taxa de reabsorção das cristas residuais. J Prosthet Dent 1962;12:441-50.

151. Atwood DA, Coy WA. Estudo clínico, cefalométrico e densitométrico da redução de cristas residuais. J Prosthet Dent 1971;26(3):280-95.

152. Tallgren A. Perda óssea alveolar em utilizadores de próteses dentárias relacionada com a morfologia facial. Ata Odontol Scand 1970;28(2):251-70.

153. Tallgren A. A redução contínua dos rebordos alveolares residuais em utilizadores de próteses completas: um estudo longitudinal misto abrangendo 25 anos. J Prosthet Dent 1972;27(2):120-32.

154. Jahangiri L, Devlin H, Ting K, et al. Perspectivas actuais na remodelação do rebordo residual e suas implicações clínicas: uma revisão. J Prosthet Dent 1998;80(2):224-37.

155. Prevenção: cálcio e vitamina D. Arlington (VA): Fundação Nacional de Osteoporose. 2004.

156. Ortman LF, Hausmann E, Dunford RG. Osteopenia esquelética e reabsorção da crista residual. J Prosthet Dent 1989;61(3):321-5.

157. Wical KE, Brussee P. Efeitos de um suplemento de cálcio e vitamina D na reabsorção do rebordo alveolar em pacientes com prótese imediata. J Prosthet Dent 1979;41(1):4-11.

158. Yang J, Farnell D, Devlin H, et al. O efeito da ovariectomia na espessura da cortical mandibular na ratazana. J Dent 2005;33(2):123-9.

159. Bergman B, Carlsson GE. Estudo clínico a longo prazo de utilizadores de próteses completas. J Prosthet Dent 1985;53(1):56-61

160. Campbell RL. Um estudo comparativo da reabsorção dos rebordos alveolares em utilizadores de próteses e não utilizadores de próteses. J Am Dent Assoc 1960;60:143-53.

161. Carlsson GE. Medidas em gessos da maxila edêntula. Odontol Revy 1966;17(4):386-402.

162. Nicol BR, Somes GW, Ellinger CW, et al. Resposta do paciente a variações na técnica de prótese. Parte II: avaliação cefalométrica de cinco anos. J Prosthet Dent 1979;41(4):368-72.

163. Carlsson GE. Morbilidade clínica e sequelas do tratamento com dentaduras completas. J Prosthet Dent 1998;79(1):17-23.

164. Garcia RM, Leon BT, Oliveira VB, et al. Efeito de um produto de limpeza de próteses no peso, rugosidade da superfície e resistência à tração de dois revestimentos de próteses resilientes. J Prosthet Dent 2003;89(5):489-94.

165. Sakaguchi RL, Powers JM. Materiais dentários de restauração de Craig: livro eletrónico. St Louis (MO): Elsevier Health Sciences 2012.

166. Mohammed HS, Singh S, Hari PA, et al. Avaliar o efeito dos produtos de limpeza de próteses disponíveis no mercado na dureza e rugosidade da superfície dos revestimentos de próteses em vários intervalos de tempo. Int J Biomed Sci 2016;12(4):130-42.

167. Puri S, Kattadiyil MT, Puri N, et al. Avaliação das correlações entre as frequências de relines de próteses completas e os níveis séricos de 3 marcadores metabólicos ósseos: um estudo piloto transversal. J Prosthet Dent 2016;116(6):867-73.

168. Felton D, Cooper L, Duqum I, et al. Diretrizes baseadas em evidências para o cuidado e manutenção de próteses completas: uma publicação do Colégio Americano de Dentistas. J Am Dent Assoc 2011;142(1):1-20.

169. Murray MD, Darvell BW. A evolução da base da dentadura completa. Teorias da retenção de próteses completas - uma revisão. Parte 1. Aust Dent J 1993;38(3):216-9.

170. Srinivasan M, Gjengedal H, Cattani-Lorente M, et al. Próteses dentárias removíveis completas fresadas em CAD/CAM: uma avaliação in vitro da biocompatibilidade, propriedades mecânicas e rugosidade da superfície. Dent Mater J 2018;37(4):526-33.

171. Fernandez MA, Nimmo A, Behar-Horenstein LS. Fabrico de próteses digitais no ensino pré e pós-doutoramento: um inquérito às escolas de medicina dentária dos EUA. J Prosthodont 2016; 25(1):83-90.

172. Saponaro PC, Yilmaz B, Heshmati RH, et al. Desempenho clínico de próteses completas fabricadas em CAD-CAM: um estudo transversal. J Prosthet Dent 2016;116(3):431-5.

173. Saponaro PC, Yilmaz B, Johnston W, et al. Avaliação da experiência e satisfação do paciente com próteses completas fabricadas em CAD-CAM: um estudo de inquérito retrospetivo. J Prosthet Dent 2016;116(4):524-8.

174. Drago CJ. Uma comparação retrospetiva de duas técnicas de moldagem definitiva e dos respectivos ajustes pós-inserção em prótese dentária completa. J Prosthodont. 2003;12(3):192-7.

175. Kivovics P, Jahn M, Borbely J, et al. Frequência e localização de ulcerações traumáticas após a colocação de próteses completas. Int J Prosthodont 2007;20(4):397-401.

176. Sadr K, Mahboob F, Rikhtegar E. Frequência de ulcerações traumáticas e visitas de chamada de ajuste pós-inserção em pacientes com próteses completas numa faculdade de medicina dentária iraniana. J Dent Res Dent Clin Dent Prospects 2011;5(2):46-50.

177. McLaughlin JB, Ramos V Jr, Dickinson DP. Comparação do ajuste de próteses fabricadas por técnicas tradicionais versus tecnologia CAD/CAM. J Prosthodont 2017;25(3):36-41.

178. Miyazaki T, Hotta Y, Kunii J, et al. Uma revisão do CAD/CAM dentário: estado atual e perspectivas futuras de 20 anos de experiência. Dent Mater J 2009;28(1):44-56.

179. Yilmaz B, Azak AN, Alp G, et al. Utilização da tecnologia CAD-CAM para o fabrico de próteses completas: uma técnica alternativa. J Prosthet Dent 2017;118(2):140-3.

180. Bidra AS, Farrell K, Burnham D, et al. Estudo piloto de coorte prospetivo de próteses completas monolíticas CAD/CAM de 2 visitas e sobredentaduras retidas por implantes: resultados clínicos e centrados no paciente. J Prosthet Dent 2016;115(5):578-86.

181. Goodacre BJ, Goodacre CJ, Baba NZ, et al. Comparação do movimento dentário da prótese entre CAD-CAM e técnicas de fabrico convencionais. J Prosthet Dent 2018;119(1):108-15.

182. Infante L, Yilmaz B, McGlumphy E, et al. Fabrico de próteses completas com tecnologia CAD/CAM. J Prosthet Dent 2014;111(5):351-5.

183. Kattadiyil MT, AlHelal A. Uma atualização sobre próteses completas fabricadas por computador: uma revisão sistemática dos resultados clínicos. J Prosthet Dent 2017;117(4):478-85.

184. Steinmassl O, Dumfahrt H, Grunert I, et al. CAD/CAM produz próteses com melhor ajuste. Clin Oral Investig 2018;22(8):2829-35.

185. Kanazawa M, Iwaki M, Arakida T, et al. Impressão digital e registo da relação dos maxilares para o fabrico de moldeiras personalizadas CAD/CAM. J Prosthodont Res 2018;62(4):509-13.

186. Wimmer T, Eichberger M, Lumkemann N, et al. Precisão de próteses de teste fabricadas digitalmente. J Prosthet Dent 2018;119(6):942-7.

187. Regis RR, Cunha TR, Della Vecchia MP, et al. Um ensaio aleatório de um método simplificado para o fabrico de próteses completas: perceção e qualidade do paciente. J Oral Rehabil 2013;40(7):535-45.

188. Carlsson GE. Overdentures suportadas por implantes e raízes: uma revisão da literatura e alguns dados sobre a perda óssea em maxilares edêntulos. J Adv Prosthodont 2014;6(4):
245-52.

189. Crum RJ, Rooney GE Jr. Perda óssea alveolar em overdentures: um estudo de 5 anos. J Prosthet Dent 1978;40(6):610-3.

190. Morrow RM, Feldmann EE, Rudd KD, et al. Dentaduras completas suportadas por dentes: uma abordagem à prostodontia preventiva. J Prosthet Dent 1969;21(5):513-22.

191. Schwartz IS, Morrow RM. Overdentures. Princípios e procedimentos. Dent Clin North Am 1996;40(1):169-94.

192. Bansal S, Aras MA, Chitre V. Sobredentadura suportada por dentes retidos com acessórios personalizados: um relato de caso. J Indian Prosthodont Soc 2014;14(1): 283-6.

193. Mensor MC Jr. Fixação da overdenture: parte II. J Prosthet Dent 1978;39(1):16-20.

194. Tancu AM, Melescanu Imre M, Preoteasa CT, et al. Atitudes terapêuticas em overdentures suportadas por dentes com attachments de bola. Relato de caso. J Med Life 2014;7(4):95-8.

195. Goettsche ZS, Ettinger RL, Wefel JS, et al. Avaliação in vitro de 3 dentífricos contendo flúor na prevenção da desmineralização de pilares de sobredentadura e superfícies radiculares. J Prosthet Dent 2014;112(5):1257-64.

196. Ettinger RL, Qian F. Incidência de perda de fixação de caninos numa população com sobredentadura. J Prosthet Dent 2014;112(6):1356-63.

197. Ettinger RL, Qian F. Avaliação longitudinal das necessidades de manutenção de próteses numa população com sobredentadura. J Prosthodont 2018.

198. Carlsson GE. Respostas dos ossos maxilares à pressão. Gerodontologia 2004;21(2): 65-70.

199. Kordatzis K, Wright PS, Meijer HJ. Reabsorção do rebordo residual mandibular posterior em pacientes com próteses convencionais e sobredentaduras sobre implantes. Int J Oral Maxillofac Implants 2003;18(3):447-52.

200. Feine JS, Carlsson GE, Awad MA, et al. A declaração de consenso da McGill sobre próteses sobredentadas. Overdentures mandibulares de dois implantes como primeira escolha de cuidados padrão para pacientes edêntulos. Gerodontologia 2002;19(1):3-4.

201. Thomason JM, Feine J, Exley C, et al. Próteses sobre implantes suportadas por dois implantes mandibulares como padrão de primeira escolha de cuidados para pacientes edêntulos - a Declaração de Consenso de York. Br Dent J 2009;207(4):185-6.

202. Kronstrom M, Carlsson GE. Um inquérito internacional entre protésicos sobre a utilização de próteses dentárias suportadas por implantes mandibulares. J Prosthodont 2017.

203. MacEntee MI, Walton JN. A economia das próteses completas e dos serviços relacionados com implantes: uma estrutura para análise e resultados preliminares. J Prosthet Dent 1998;79(1):24-30.

204. Alqutaibi AY, Esposito M, Algabri R, et al. Sobredentaduras unitárias vs duas sobredentaduras implanto-suportadas para mandíbulas edêntulas: uma revisão sistemática. Eur J Oral Implantol 2017;10(3):243-61.

205. Alqutaibi AY, Kaddah AF, Farouk M. Estudo aleatório sobre o efeito de overdentures retidas por um único implante versus dois implantes na perda de implantes e na atividade muscular: um relatório de acompanhamento de 12 meses. Int J Oral Maxillofac Surg 2017; 46(6):789-97.

206. Kern M, Att W, Fritzer E, et al. Sobrevivência e complicações de implantes dentários unitários na mandíbula edêntula após carga imediata ou retardada: um ensaio clínico controlado e aleatório. J Dent Res 2018;97(2):163-70.

207. Nogueira TE, Dias DR, Leles CR. Prótese completa mandibular versus overdenture de implante único: uma revisão sistemática dos resultados relatados pelo paciente. J Oral Rehabil 2017;44(12):1004-16.

208. Passia N, Att W, Freitag-Wolf S, et al. Estudo de implante mandibular único: satisfação com a prótese nos idosos. J Oral Rehabil 2017;44(3):213-9.

209. Goodacre C, Goodacre B. Próteses de implantes de arcada completa fixas vs removíveis: uma revisão da literatura dos resultados protéticos. Eur J Oral Implantol 2017;10(1):13-34.

210. Malo' P, de Araujo Nobre MA, Lopes AV, et al. Implantes curtos de carga imediata inseridos em baixa quantidade óssea para a reabilitação da maxila edêntula usando um design all-on-4. J Oral Rehabil 2015;42(8):615-23.

211. Malo PS, de Araujo Nobre MA, Ferro AS, et al. Resultado de cinco anos de um estudo de coorte retrospetivo que comparou fumadores vs. não fumadores com reabilitação mandibular suportada por implantes de arcada completa utilizando o conceito all-on-4. J Oral Sci 2018;60(2):177-86.

212. Branemark PI, Engstrand P, Ohrnell LO, et al. Branemark Novum: um novo conceito de tratamento para a reabilitação da mandíbula desdentada. Resultados preliminares de um estudo prospetivo de acompanhamento clínico. Clin Implant Dent Relat Res 1999;1(1):2-16.

213. Engstrand P, Grondahl K, Ohrnell LO, et al. Estudo prospetivo de acompanhamento de 95 pacientes com mandíbulas edêntulas tratados de acordo com o conceito Branemark Novum. Clin Implant Dent Relat Res 2003;5(1):3-10.

214. Engstrand P, Nannmark U, Martensson L, et al. Branemark Novum: procedimentos laboratoriais protéticos e dentários para o fabrico de uma prótese fixa no dia da cirurgia. Int J Prosthodont 2001;14(4):303-9.

215. Trefoil™ a próxima revolução do arco completo. Nobelbiocare.com. Disponível em: https:// www.nobelbiocare.com/content/microsite/us/en/trefoil.html. Acedido a 29 de julho de 2018.

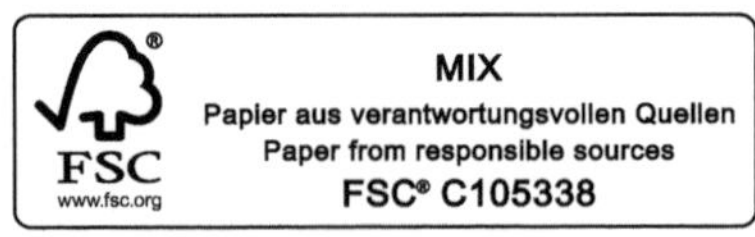

Printed by Books on Demand GmbH, Norderstedt / Germany